無心のケア

坂井祐円／西平 直 編著

晃洋書房

目次

第6章　無心のケアが開かれるとき……207　坂井祐円

序章　「無」の思想に基づくケア理論の構築
――ケアの根源を求めて――

坂井祐円

1　「ケア」の思想と「無」の思想の邂逅

現代思想の新たな展開として浮上してきた「ケア」の思想は、共同社会が、誰かにケアされ、誰かをケアすることで成立している、という普遍的な構造原理を明らかにした。そしてまた、人間は傷つきやすさや悲しみや痛みや苦悩を抱えた存在であり、だからこそ他者への共感的受容的な関わりを通してケアへの欲求を高めていく、とする人間観を示している。このように共同社会ならびに人間存在の本質をケアの概念に見ようとするのが「ケア」の思想であり、この意味において、今日の共同社会を維持する上での不可欠な倫理課題となっている。

ところで、このケアの思想を、東洋の精神文化伝統において中心的な位置を占めてきた「無」の思想に基づいて捉え直すことは、果たして妥当であろうか。「無」の思想の実践展開としては、「無心」というあり方を考えることができる。無心とは、心を無にすること、自己無化を本質とする精神変容の様態を指す。そこで試みに「無心」と「ケア」という二つのあり方を結びつけてみるとすると、そこには「無心のケア」という、ケアの根源とも言い得る視座を見出すことができるように思うのである。

本書の目的は、さしあたり「無心のケア」の成立の可能性を検証し、その理論構築を試みることにある。また、その上で、無心のケアが、医療・福祉・教育・心理・宗教などが関わる具体的なケアの現場、対人援助の場面において、どのような意義を持ち得るのかを考察し、これを臨床教育学的に位置づけることを課題とする。

そこで、本書が考察しようとする問題の射程と背景について、以下に示す五つの観点（2〜6の各節）から整理してみることにしたい。

2　共同社会の倫理課題としての「ケアの倫理」

西洋の近代思想は、個人主義的かつ理性主義的な道徳観念を人間の理想として主導してきたが、二〇世紀に入り、その限界が様々な形で露呈することになった。そうした現代思想の流れの中で、とりわけ注目されるのが「ケアの倫理[2]」である。これは「人間には他者に対して応答する責任がある」とする倫理観であり、あくまで他者との相互関係を重視している。同時にそれはまた、自己の存在意義が他者の尊厳性に照らされることで初めて明るみになることを示唆する倫理観であるとも言えるだろう。

そもそも「ケア」とは、他者への配慮、気遣いを原意とし、そこから派生して、他者を世話し、支援することを意味する実践概念である。人間は、誕生から死に至るまでの間、誰かにケアされ、誰かをケアすることで生きている。その意味において、ケアは共同社会を形成する上で原初的かつ根源的な行動原理である。また、人間は傷つきやすさや悲しみや痛みや苦悩を抱えた存在であり、これを理性的道徳的な判断によって抑え込むことは不可能である。しかし、だからこそ他者への共感や受容が起こらざるを得ないのであり、ここに「ケアの倫理」が成立する根拠がある。

このように、人間存在の本質をケアの概念から捉えていこうとするのが、ケアの倫理の基本であり、出発点でもある。現代思想におけるその源流は、M・ハイデガーやE・レヴィナスの哲学に辿ることができ、さらにはV・E・フランクルの実存分析やM・ブーバーの対話論などに、実践的萌芽を見出すことができる。

現代思想においてケアの倫理が実際的な課題として浮上してきたのは、二〇世紀後半のフェミニズムやケアリング論（後述）からの告発を通してである。その代表的な論争は、C・ギリガンの『もうひとつの声』[3]における、L・コールバーグの道徳発達論に対する批判を契機とする。男性中心の道徳観念は、抽象的な正義や義務を押しつけるのみであり、女性のもつ共感や優しさ、憐憫に基づく道徳性を未発達で未成熟なものとみなす。従来の道徳は常に「何が正しいのか」に焦点化されるのみで他者への配慮が欠如していたが、ギリガンは、他者への情緒的な応答こそが道徳の基本となるものであり、「どのように応ずるのか」という問いにおいて、本来の道徳的責任が成立すると指摘する。

ケアの倫理の登場は、ジェンダー・バイアスを色濃く反映しながらも、共同社会のあり方をめぐって画期的な方向性を与えるものであった。今日においては、様々な領域においてその重要性が指摘されており、「当事者主権」の問題[4]に見られるように、ケアする／ケアされるといった枠組み自体を越境した、ケアの語りにおいて人間の主体性の回復を図ろうとする動きへと発展している。

3 「無」の思想の系譜

本書の根幹的な枠組みを構成する「無」の思想は、その直接の源流を老荘思想や禅の思想に求めることができる。また、遠くには、古代インドのウパニシャッド哲学、カルマ・ヨーガの思想、大乗仏教の空の思想、ヴェーダーンタ哲学の不二一元論、イスラム神秘主義などにその起源を見出すこともできるだろう。[5]

無とは、今まで有ったものが無くなること、有の否定を指す場合と、始原として何も無いこと（＝ゼロの状態）を指す場合とがある。とくに後者においては、「何も無いからこそ無限にはたらき出す」という流動性のダイナミズム、もしくは「無の愛（＝無縁の慈悲）」の発動契機を含んでいる。

古代ギリシャに起源をもつ西洋哲学は、有に基づく形而上学の系譜に長らく依拠してきた。しかし、一九世紀末にF・ニーチェがニヒリズムの到来を予見し、これに衝迫する形で起こってきた現象学や実存主義、生の哲学の系譜、あるいは分析哲学の系譜や有機体の哲学の系譜などによって、その行き詰まりが宣告され、さらに二〇世紀後半に急速な広がりを見せたポストモダニズムの潮流とポスト構造主義の台頭によって、著しい崩壊を余儀なくされることとなった。とりわけ形而上学の底流をなすロゴス中心主義への批判と脱構築が行われたことは、西洋思想史を画する大きなうねりであった。この哲学の革命は、存在論から関係論ならびに生成論へのパラダイムシフトとも位置付けることができるが、こうした動きの中で、今日では無に基づく共時的関係論的構造をもつ東洋の思想伝統への関心が世界的に高まりつつある(6)。

現代思想の流れをこのように概観した上で、翻って近代日本思想史に目を転じてみるとき、ひとまず注目されるのは京都学派の哲学であろう。西田幾多郎と田辺元を中心とする京都学派の哲学は、西洋哲学と東洋思想の融合を試み、「無」の思想を継承・展開して、有と無の相対を超えた「絶対無」を根底に据える思想である。西田の「場所の論理」や田辺の「絶対媒介の論理」に加え、和辻哲郎の

「間柄」の倫理学などは、本書が目指す「無心のケア」の理論基盤として直接的な示唆を与えるものである。

また、京都学派の周辺を見ると、西田と相互的な影響関係にあった禅仏教者の鈴木大拙は、『無心といふこと』[7]において、「無心」についての体系的な考察を行っており、仏教の実践性に対する根本的な問いを投げかけている。あるいは、田辺の懺悔道哲学に多大な影響を与えた浄土真宗の教学者曽我量深は、その独創的な思想展開である「法蔵菩薩」論において、ケノーシス（自己無化）の他力思想に基づく仏教的な解釈を先駆的に導いている。これらの思想にはまた、日本的なケア論の萌芽を見出すこともでき、「無心のケア」の実践へと発展する可能態を多く含んでいる。

さらに、京都学派とは一線を画しながらも、独自の観点から東洋学研究を行った井筒俊彦の業績にも触れなければならない。井筒がその主著『意識と本質』[8]で試みた東洋思想の「共時的構造化」は、「無」の思想の実践知を幅広い角度から包括的に論じたものであり、「無心のケア」の深層構造や多様性を探る上で欠くことのできない考察である。

4　学校教育・心理臨床の現場における「ケアリング」の概念

ケアの倫理をより実践的に捉え直した思想として、「ケアリング」を挙げることができる。ケアリングとは、字義通りには、ケアすることを指すが、その内実は、ケアする人とケアされる人との相互浸透的な関係性のプロセスを通して、人間的な成長と尊厳性の発露を促す実践概念である。

ケアリング論は、M・メイヤロフによる哲学的考察に始まり[9]、M・レイニンガー、J・ワトソン、P・ベナーなどによる看護学からの現象学的考察と深まりを経て[10]、N・ノディングスによって教育学に導入された経緯をもつ[11]。とりわけノディングスの功績は、人間が教育を通して他者との関係性の構築や世界への関心を形成していく学習過程や、教師と生徒との育成的な呼応関係を、ケアリングの観点から再配置した点にある。

今日の日本の学校教育の現場において、ケアリングの実践知が大きく関与している場面を挙げるとすれば、ひとまずは道徳教育ということになろう。けれども、より実際的な生活場面に密着しているのは、生徒指導や教育相談、学校カウンセリングなどに代表される「育み」と「癒し」のアプローチにほかならない。学校教育は、ともすると個人よりも集団秩序を優先し、そのために非寛容による厳罰化の方向に行きがちである。これは、指導や教示、助言等が、教師から生徒へと一方的に流れているあり方と言ってよい。しかし、これをケアリングの観点から捉え直すときには、双方向的な呼応関係へと変容するとともに、共に育つ、共に生きる、という相互浸透的な世界を現出することになる。

また、心理臨床の現場においても、とりわけ深層心理学の「個性化プロセス」の概念やヒューマニスティック心理学が提唱する「クライエント中心のアプローチ」や「自己実現」の考え方において、ケアリングの実践知が明確に関与している。こうしたあり方を基礎づけているのは、セラピストとクライエントとの受容的共感的な呼応関係であり、ここにケアリング論の原初的モデルを見ることができる。

ケアリングでは、何よりもケアする相手の成長欲求にはたらきかけ、その内発的な可能性を引き出すことを重視する。そのために、ケアする側が、相手のありのままを受け容れ、専心的に関与する姿勢を示して、相手の潜在的な成長欲求に適宜応答していく責任がある。こうした人間観の基礎には、実存主義的心理学やヒューマニスティック心理学の影響が多分に見られるが、これらの心理学の動向もまた、西洋近代への痛烈な批判から起こってきたものであり、むしろ東洋思想への接近が見られる。したがって、ケアリングの実践知の意義は、東洋的な「無」の思想のもとで構造化することにより、一層鮮明にすることができるのである。

5 医療・福祉・宗教の現場における「スピリチュアルケア」の概念

二〇世紀の後半は、ケアの倫理が現代思想の課題として登場するのと並行して、死生学の観点からケアの本質に迫ろうとする動きが、終末期医療の現場から起こっている。この展開を端的に象徴するのが「スピリチュアルケア」の概念である。スピリチュアルケアは、近代ホスピス運動の草分けであるC・ソンダース[12]によって提唱されたもので、終末期患者が抱えるスピリチュアルな痛みの緩和や危機への対処を問題にしている。また、死の臨床家のパイオニアであり、終末期患者の死の受容に至るまでの心理過程を位置づけたE・キュブラー＝ロス[13]もまた、後年になってスピリチュアルな世界への傾倒を強めることで、魂の救済や死後の生命をも視野に入れたケアの広がりを提言している。

こうした動きの中で、二〇世紀末の一九九八年に、世界保健機構（WHO）の執行理事会において、WHO憲章の見直しに関する議論があり、健康の定義に「スピリチュアル」の語を加えるべきとする提案[14]がなされたことは、特筆してもよいだろう。これは、直接にはイスラム文化圏からの要請であったが、その基本的な流れを生み出し影響を及ぼしたのは、ほかならぬ終末期医療に端を発するスピリチュアルケアの概念である[15]。しかも、このことを契機として、スピリチュアルとは何かをめぐる議論が世界的に広まったことは、スピリチュアルケアの方向性を考える上でも重要なターニングポイントであった。

今日では、ターミナルケアの現場のみならず、死別体験者へのケア（グリーフケア）や高齢者へのケア、慢性疾患を抱える者へのケア、障害者へのケア、自殺予防、自死遺族者への支援、薬物・アルコール依存問題、貧困問題、差別問題、難民問題、自然災害の被災者支援、犯罪被害者への支援、犯罪加害者の更生支援など、困難や悲嘆、悲痛、葛藤、苦悩などが複雑に絡み合う様々な場面において、ケアの要請がますます高まるばかりであるが、その際にどの領域においても、不可欠なアプローチとして人間のスピリチュアルな側面に関わらざるを得ない状況がある。そのため、たとえスピリチュアルケアという用語が使われなくとも、あらゆるケアの場面において、潜在的にスピリチュアルケアの必要性が喚起されていると考えることができるだろう[16]。

そもそも「スピリチュアル」とは、ユダヤ・キリスト教の伝統に由来する言葉であり、「スピリチュアルケア」の概念を基礎づけるためには、宗教との関わりを不可避的に考慮する必要がある。とはいえ、スピリチュアルを定義しようとすれば、五里霧中を彷徨することとなり、そのために何をもってスピリチュアルケアの本質とするのか、そのコンセンサスがなかなか計れないのも、この概念の特徴である。

スピリチュアルケアの担い手とされるチャプレンの立場からは、このケアの基礎づけにおいて最も重要なのは「超越性」であると指摘され、超越性に開かれたケアのあり方が提起されている[17]。また、「スピリチュアル」は、日本語でしばしば「霊性」と訳されることがあるが、これは鈴木大拙の『日本的霊性』[18]の考察に由来している。「超越性」を、日本人の精神文化に即して捉え直すならば、「霊性」という表現に託して考えることが適切であると言えよう。さらに、霊性の実践的な発露となり得るのは、「無心」の境地であると言えるのではなかろうか。

スピリチュアル、超越性、霊性、無心——これらの表現により位相転換する様態がケアの世界と深く結びつくとき、ここに日本的なスピリチュアルケア探求の原点を見出すことができるように思われる。本書が目指そうとする「無心のケア」の理論構築の試みは、こうした流れを汲んでいるとも言える。

6　「臨床の知」の地平、「臨床教育学」の視座

本書は、理論と実践の両立、さらにはこれらの融合を目指しているが、言い換えれば、これは「臨床の知」の地平を明らかにしようとする試みであるとも言える。そして、臨床の知に立って、とりわけ教育現象の様々なコンテキストを差異化し、解釈学的な意味づけを与えていくのが、「臨床教育学」の視座である。

「臨床の知」は、哲学者の中村雄二郎によって一つの輪郭が示されているが[19]、これは「科学の知」との対比から論じられている。科学の知は、普遍的な因果律を分析的に捉え、これを操作し対象化することを目的とする。これに対して、臨床の知は、場所性と個人性を重視し、場所に依拠しつつ、そこに介在する自己および他者もしくは世界が、深層の現実において開示されている隠された意味を、相互行為や相互作用を重ねるなかで読み取っていくはたらきを指すという。一方、教育人間学の矢野智司[20]は、日常慣れ親しんでいる「仲間」でもなく、また異なる文化を生きる「異人」でもない、自己の同一性を破壊する超越的な「他者」との出会いこそが、臨床の場を生み、臨床の知を生起させるの

であり、「臨床の知」とは、むしろ外部的な「非知」であるとする興味深い考察を示している。

これらの考察は、そのまま「臨床教育学」の視座[21]として捉えることができる。ここでいう「教育」とは、単純に「教え育てる」という営みを指しているのではない。「教育」が成立し得る嚆矢は、「人間が人間になるとはどういうことか」という問いの発生においてであり、つまりは人間形成の根幹へと肉薄しようとする探求心にある。ここでは、すでに超越的な「他者」との出会いが起こっているのであり、自己と他者との相互浸透的な関係性を通して、隠された深層の意味が初めて掘り起こされるのである。こうした人間形成のプロセスの中にこそ、まさしく教育の本質を見出すことができるのであり、それはまた、ケアの本質へと通じていく視座であるとも言えるだろう。

したがって、「無心のケア」を臨床教育学的に位置づけるとは、要するに、「無心のケア」という営みにおいて、本来の人間形成のプロセスが顕現し、そこに教育の本質が明らかになるという事態を、包括的に記述し解釈していくことを意味している。「無心のケア」は、ケアの根源であるとともに、人間形成の根幹でもあるのである。

7　本書成立までの経緯と本書の構成について

本書は「無心とケア」研究会という名称の小さな集まりがベースになっている。本書の執筆者はこの集まりに何らかの形で関わった人たちである。この集まりも、最初は三人くらいでお互いの関心を話し合うような形で始まった。話し合っているうちに、それぞれの考え方を寄せて一冊の本を書こうという展開になった。『ケアの根源を求めて』[22]という本である。それぞれの論文に対して、執筆者がそれぞれにレスポンスする。それが対話のような形になっており、なかなかユニークな構成の本である。『ケアの根源を求めて』では、「ケアの主体は本当に私なのか」という問いが共通のテーマだった。ケアが深まっていくと、次第にケアしている主体が誰なのかわからなくなる。私がケアしているという感覚がかき消えていく。ケアする私は無心になっている。この状況は「無心のケア」と呼んでもよいのではないか。そうはいっても、ケアの主体が私ではないのだとしたら、一体誰がケアしているのか、そこには何か別の主体が生じているのか。あるいは、ケアしている私が無心であるほうがケアはうまくいくのか、無心でないほうがケアしやすいのではないか。そもそも「無心」とか「無」といった精神変容は容易に起こるものなのか。また、ここにはどのような思想的背景があるのか。いろいろな疑問が飛び交ってはこだました。そこで、もう少し課題を整理する場を設けようという話になった。折しも、こうしたテーマから研究計画を立案して科研費事業に応募することで研究経費を確保することができた。「無心とケア」研究会という集まりは、そんな経緯から出来上がっていった。

さて、科研費事業の研究課題は、「「無」の思想に基づくケア理論の構築とその臨床教育学的位置づけ」（課題番号：16K04461）というものである。科研費を申請する際には、『研究計画調書』を作成して提出しなければならない。この中に「研究の学術的背景」を記述する欄がある。この内容は、研究会に集まってきた人たちにとって、研究の方向性を確認するための目安になり、本書を出版するに当たって論文やコラムを寄稿してもらう上での指針にもなった。また、本書の執筆者は、概ね「臨床の知」もしくは「臨床教育学」の視座をもって日頃の研究活動を行っている。この視座は、本書においてそれぞれが「無心のケア」についての思索を深めていく場合に、仕付け糸のような役割を果たしている。そういう意味合いから、この序章では、科研費の研究課題において示した「研究の学術的背景」を取り上げ、これに若干の修正や加筆した内容をもって本書の問題提起とすることにした。

ところで、本書の構成は、一見すると、「無心のケア」というキーワードから連想された個々の執筆者の関心を、論文という形式をもって個人的に表現しているだけであり、各章間の考察のつながりが見えにくい、という印象を与えるかもしれない。各章をつなぐような形でコラムを配置してはいるが、ともすると「無心のケア」の問題射程の裾野をいたずらに拡散してしまっているとも考えられなくもない。しかしながら、視点を回転させてみれば、むしろこのことは「無心のケア」というあり方が極めて流動的であり、絶えず変化と生成をしつづける性格のものであることを、如実に示しているとも言えるだろう。無心のケアにはカタチがない。だからこそ、どのようなケアの場面においても、自在に開かれているのではないかと思うのである。

注

（1）東洋はひとまず西洋との対比において用いられる概念である。これは端的には地理的な区分と捉えることができる。すなわち、西洋＝ヨーロッパに対するトルコ以東のアジア諸国の総称であり、イスラム文化圏の諸国（いわゆるオリエントを指す）も含まれる。しかし、実際のところ、高度にグローバル化や情報化が進む今日の国際社会においては、東洋と西洋という区分やこれらの概念が何を指すのかは、ますます不鮮明になってきており、人種や国籍によって一概に決定することはできなくなっている。一方で、東洋と西洋の違いを、精神史の観点から類推して、宗教や文化の歴史的伝統によって形成されてきた思考様式や感性の傾向として理解することはできるだろう。本書における東洋および西洋の概念は、基本的にはこうした精神性の観点のもとで用いている。

（2）ケアの倫理に関しては、以下の文献がある。森村修『ケアの倫理』大修館書店、二〇〇〇年。川本隆史『ケアの社会倫理学』有斐閣、二〇〇五年。品川哲彦『正義と境を接するもの——責任という原理とケアの倫理』ナカニシヤ出版、二〇〇七年。Fabienne Brugère, *L'éthique du《care》*, Puf, 2011.（原山哲・山下りえ子翻訳『ケアの倫理——ネオリベラリズムへの反論』白水社、二〇一四年）。

（3）Carol Gilligan, *"In a different voice: psychological theory and women's development"*, Harvard University Press, 1982.（岩男寿美子監訳、生田久美子、並木美智子訳『もうひとつの声——男女の道徳観のちがいと女性のアイデンティティ』川島書店、一九八六年）。

（4）ケアにおける当事者主権の問題に関しては、以下の文献がある。中西正司・上野千鶴子『当事者主権』岩波新書、二〇〇三年。上野千鶴子『ケアの社会学——当事者主権の福祉社会へ』太田出版、二〇一一年。なお近年では、ケアにおける当事者研究という分野が開かれ活発に議論されている。石原孝二編『当事者研究の研究』医学書院、二〇一三年。熊谷晋一郎・綾屋紗月編著『当事者研究をはじめよう』金剛出版、二〇一九年。

（5）無の思想の源流は、近現代インドのヨーガ瞑想の潮流への発展も促している。一九世紀のラーマクリシュナ、その弟子のスワミ・ヴィヴェーカーナンダのヒンドゥー改革運動、二〇世紀に入ってのオーロビント・ゴーシュ、ラマナ・マハルシなどの霊的指導者の社会運動を挙げることができる。欧米では、これらの思想に強い影響を受けて、神智学運動、さらにはニューエイジ運動が起こっている。

(6) こうした思想傾向の一つとして、A・N・ホワイトヘッドの有機体の哲学の影響から起こってきた生成変化を存在の本質と考えるプロセス神学を挙げることができるだろう。また、心理臨床の世界では、ナラティブ・セラピーの理論基盤であり、主観感覚（言語やイメージ、クオリアなど）の関係性を通して世界構成や意味生成がなされるとする社会構成主義（Social Constructionism）の立場を挙げることができる。さらに、実践領域に即してみれば、欧米のIT関連の企業に普及することで著しい広がりを見せているマインドフルネス（Mindfulness）を挙げることもできるだろう。マインドフルネスは、一九七〇年代頃にジョン・カバットジンによって提唱され、第三世代の認知行動療法と呼ばれる宗教性を払拭した瞑想法であるが、主にはうつ病やPTSDなどへの治療目的からストレス低減法の技法として心理臨床に導入された経緯をもつ。一方で、ベトナムの禅僧ティック・ナット・ハンなどが実践し提唱してきた、宗教性を開発する心の技法（気づきの瞑想）としてのマインドフルネスがある。

(7) 『鈴木大拙全集』第7巻（岩波書店、増補新版、一九九九年）に所収。鈴木大拙『無心といふこと』角川ソフィア文庫、二〇〇七年。

(8) 『井筒俊彦全集』第六巻（慶應義塾大学出版会、一九一四年）に所収。井筒俊彦『意識と本質――精神的東洋を索めて』岩波文庫、一九九一年。

(9) Milton Mayeroff, "*On Caring*", Harper & Row, New York, 1971.（田村真・向野宜之訳『ケアの本質――生きることの意味』ゆみる出版、一九八七年）。

(10) 看護学におけるケアリング論の代表的論客であり、現象学的人間論として看護学の系譜でもある。その代表的な著作を以下に挙げる。Madeleine M. Leininger, "*Culture Care Diversity and Universality: A Theory of Nursing*", National League for Nursing, 1991.（稲岡文昭訳『レイニンガー――看護論――文化ケアの多様性と普遍性』医学書院、一九九五年)。Jean Watson, "*Nursing: Human Science and Human Care, A Theory of Nursing*", National League for Nursing, 1988.（稲岡文昭・光子訳『ワトソン看護論――人間科学とヒューマンケア』医学書院、一九九二年)。Patricia Benner, "*Primacy of Caring, The: Stress and Coping in Health and Illness*", Prentice Hall, 1989.（難波卓志訳『現象学的人間論と看護』医学書院、一九九九年)。

(11) Nel Noddings, "*Caring: A Feminine Approach to Ethics and Moral Education*", University of California Press, 1984.（立山善康他訳『ケアリング　倫理と道徳の教育――女性の観点から』晃洋書房、一九九七年)。

(12) C・ソンダースは、終末期のガン患者に対するケアの主軸として緩和医療（パリアティブ・ケア）の重要性を強調し、これを導入推進したことによって、近代ホスピス運動の先駆者となった。終末期患者の痛み（ペイン）には、身体的ペイン、精神的ペイン、社会的ペインに加えて、スピリチュアルペインが大きな問題になることを指摘した点に、ソンダースの功績があると言えるだろう。このスピリチュアルペインに対する緩和ケアのあり方が、原初的な意味でのスピリチュアルケアである。Cicely Saunders, '*Spiritual Pain*', "*Journal of Palliative Care*", 4-29,1988. また、ソンダースはスピリチュアルの定義を、V・E・フランクルの実存分析の思想に影響を受けつつ、キリスト教の伝統的な司牧ケアの実践である「魂の配慮（Seelsorge)」に倣ってスピリチュアルケアのあり方を模索してもいる。西村義人「フランクルの医療フィロソフィーとスピリチュアル・ケア――medical ministryの射程」（実存思想協会編『死生　実存思想論集Ⅷ』理想社、一九九八年）を参照。

(13) E・キュブラー・ロスは、死の受容に至るまでの心理過程を5段階にまとめたこと（『死ぬ瞬間』"On Death and Dying" 一九六九年）で有名であるが、死の臨床家としても鬼才を発揮し、死に関する20冊以上もの本を書き、世界各地で数多くの講演を行い、私財を投げうって終末期患者の看取りのためのセンターを創設するなど、精力的な活動家でもあった。後年は、体外離脱体験や神秘体験（霊的交流）などを通して、死後の世界に対する関心を深めていった（『死後の真実』"On Life after Death" 一九九一年)。「死とはサナギから蝶になって旅立っていくこと」という表現を好み、死が決して終わりではないことを強調した。

（14）WHOの健康定義へのスピリチュアル概念の導入問題については、津田重城「WHO憲章における結構の定義改正の試み―スピリチュアルの側面について」（『ターミナルケア』第一〇巻第二号、二〇〇〇年）、臼田寛・玉城英彦・河野公一「WHO憲章の健康定義が改正に至らなかった経緯」（『日本公衆衛生雑誌』四七号、二〇〇〇年）などに、議論の経緯も含めて詳細に述べられている。なお、現在に至るまで審議は再開されてはいないものの、この出来事が現代社会においてスピリチュアル概念が広まっていく大きな要因になったことは確かであろう。

（15）世界保健機構（WHO）の専門委員会がまとめた緩和医療に関する報告書には、スピリチュアルの定義とスピリチュアルペインに対処するスピリチュアルケアについての項目が設けられ説明されている。WHO, "*Cancer Pain Relief and palliative Care: Report of a WHO Expert Commitee*", Technical Report Series No.804, 1990.（武田文和訳『がんの痛みからの解放とパリアティブ・ケア』金原出版、一九九三年）。

（16）現代日本において継承されているスピリチュアルケアの問題として、ハンセン病ならびに水俣病について触れておきたいと思う。まずハンセン病との関連では、精神科医の神谷美恵子を挙げたい。神谷は瀬戸内海にある長島愛生園の国立療養所においてハンセン病患者のケアに携わり、名著『生きがいについて』の中で患者たちの心の軌跡を克明に描写している。また水俣病との関連では、作家の石牟礼道子を挙げたい。石牟礼は、熊本県と鹿児島県にまたがる八代海（通称、不知火海）において発生した公害病である水俣病の患者との出会いから『苦海浄土』を草案するに至り、言葉を奪われた患者たちの声なき声を物語として綴っている。彼女たちが患者たちと共に生きた時代には、スピリチュアルケアという言葉はなかったとはいえ、そこで紡ぎ出された言葉の数々はスピリチュアルケアそのものであり、そしてまた、無心のケアを考える上での豊富な示唆に満ちていると言えるだろう。

（17）窪寺俊之『スピリチュアルケア学概説』三輪書店、二〇〇八年。

（18）『鈴木大拙全集』第八巻（岩波書店、増補新版、一九九九年）に所収。鈴木大拙『日本的霊性』完全版、角川ソフィア文庫、二〇一七年。

（19）中村雄二郎『臨床の知とは何か』岩波新書、一九九二年。
（20）矢野智司「臨床の知が生まれるとき（序章）」（矢野智司・桑原知子編『臨床の知――臨床心理学と教育人間学からの問い』創元社、二〇一〇年）。
（21）「臨床教育学」の視座について、本書の執筆者に関連するものとして以下の著書も参照されたい。矢野智司・西平直編著『臨床教育学（教職教養講座 第三巻）』協同出版、二〇一七年。稲垣応顕・坂井祐円編著『スクールカウンセラーのビリーフとアクティビティ』金子書房、二〇一八年。
（22）西平直・中川吉晴編著『ケアの根源を求めて』晃洋書房、二〇一七年。

第1章　「無心のケア」という問題提起

西平　直

1　クライシス・ペイン・ビリーフ

「スピリチュアルケア」という言葉を初めて耳にしたのは、今から40年近く前、窪寺俊之先生と話をしている時だった。キリスト教の信仰を通して（ご家族の皆さんと）親しくさせていただいた私たち夫婦は先生から多くの慰めをいただいた。牧師であられた先生は、ひとの心の揺れに寄り添っておられた。信仰を優先するのではない。人の弱さや悲しみを大切にしてくださる先生。「スピリチュアルケア」という言葉に最初に触れたのがそうした先生との出会いの中であったことが、もしかすると、その後の私の「スピリチュアルケア理解」を根底で方向付けているのかもしれない。

明るく前向きなスピリチュアルケアも大切なのだろうが、個人的にはどうも馴染めない。それより弱さや悲しみに立ち止まって下さる方が嬉しい。あるいは、そうしたところに立ち止まろうと一緒になって迷って下さる方が嬉しい。無意味と思われる営みに何らかの「意味（通常から見たらまるで意味のない「意味」）」を見ようと寄り添って下さる方に親しみを感じてしまうのである。

さて、そうは言うものの、このカタカナには苦労した。「スピリチュアル」も「ケア」もどうにも日本語にならない。あれこれ探し回るのだが、いまだに妙案に巡り合わない。その代わり、私はなぜか「無心の舞」という言葉が気になった。むろん「ケア」は「舞」ではないから奇妙なのだが、「スピリチュアルケア」と「無心の舞」が近しいように感じたのである。正確には、自分が「スピリチュアルケア」に期待していることは、「無心に舞を舞う」という理想と似ているように感じたのだろう。ケアする側が無心に舞う（無心に耳を傾ける）。そのことが、弱さや悲しみに寄り添う原点になるのではないか。そう感じたのである。

（1）クライシス

「スピリチュアル・クライシス」という言葉を耳にしたのはもっと後のことである。「クライシス」は、通常「危機」と理解される。揺れの大きい危険な状況。ところが「スピリチュアルケア」の話を聴いていると、この言葉はどうやら「ペイン」の前座として登場し、その後は消えてしまうのである。「スピリチュアル・クライシス」にある人は「スピリチュアル・ペイン」を訴え、それに応えることが「スピリチュアルケア」である。大切なのは「ペイン」を聴くこと。患者さんの訴える「ペイン」（あるいは「ニーズ」）に耳を傾けること。

こうした馴染みのなかったカタカナが、すべて医療モデルの言葉であったと知ったのは、さらに後になってからである。ペインとして理解する、ということは、医療モデルの枠組みに納めて納得する、処理可能な出来事として対応する。

なるほど、そう理解してみると、「クライシス」は居場所に困る。どう対応したらよいのか分からない。医療モデルはそうした得体のしれない混乱・混沌《こんとん》などには時間をかけていられない。医療モデルにおいては、クライシスはペインとして現れ、それに対応することがケアであると理解して、先に進むしかない。

そうした事情はよく分かるのだが、しかし「クライシス」と「ペイン」は同じなのか。あるいは、「クライシス」はすべて「ペイン」として表現されるか。むしろ「クライシス」に立ち止まってみることが必要なのではないか。「ペイン」として体験される以前の「クライシス」に目を向ける。それが「弱さや悲しみ」に寄り添うことと重なるのではないかと予感したのである。

（2）ビリーフ

さて、こうした話の中で「ビリーフ belief」というカタカナが使われる。「スピリチュアル・クライシス」とは「ビリーフが崩れ去った状態」という用語法である。

ビリーフによって支えられている時、人生は順調である。ビリーフが人生を意味付けてくれるから悩まなくてすむ。順調な時はビリーフなど気にしない。当たり前のように自分を支えてくれる土台なのである。

ところが、そのビリーフが崩れると大変なことになる。当たり前のことが成り立たない。病に襲われ、事故に遭う。当たり前にできていたことができなくなる、世界が違って見えてくる、自分のからだが違って見えてくる。

あるいは、親しい人の死がきっかけとなり、これまで自分を支えてくれていたビリーフが崩れ去る。昨日のように今日があり、今日のように明日があるという、そんな当たり前のことすら、疑わしくなる。どうしたらよいのか、何がつらいのかもわからない。どうしようもない混乱・混沌。スピリチュアル・クライシスとは、人生の土台を支えていたビリーフが壊れた状態であったことになる。

さて、先の医療モデルに倣えば、こうした場合、クライエントの「ペイン」に耳を傾け、その「ニーズ」に応えてゆく。崩れ去ったビリーフに代わる「新たなビリーフ」の構築。それに対して、「クライシス」に目を向けるとは「崩れ去った状態」に寄り添うことである。急いで通り過ぎてしまわない。たとえ奇妙に聞こえたとしても、その状態を大切にする。「ビリーフが崩れ去った状態」を大切にする。決して蔑《ないがし》ろにしない。

今までの「あたりまえ」が通用しない状態。誇りや自信といった肯定的な自己像が崩れ去り、どう対処してよいかわからないという、その混乱状態を大切にする。そこに留まり続けるわけではないのだが、急いで通り過ぎてしまうことを勧めない。「急いで通り過ぎる」ことばかり考えると、大切なプロセスが生じる機会を失ってしまう。それは、例えば「喪 mourning」プロセスの場合に似て、悲しむべき時に十分に悲しむことができないまま先に進めてしまうと、クライエントの中で生じるべきプロセスが十分に体験されないまま残ってしまうということである。

そこが「ペイン」と違う点である。「ペイン」は一刻も早く通り過ぎてほしい。ペインは可能な限り急いで取り除かれるべきである。ペインを大切にするとは言わない[1]。

しかも「ペイン」は外から和らげてもらうことが可能である。医療は「ペイン」を取り除く手助けをする。ところが、「クライシス」は、外側から取り除くことができない。クライシスは、その当事者が自ら通り抜けるしかない。内側から温め、内側から変わってゆくしかない。クライシスを「癒す」ことはできない。その代わりクライシスは「癒える」。内側から癒えてゆく。

その時、ケアするとはどういうことか。どのように寄り添えばよいか。外から何もすることができない時に、それでもその場に寄り添い続けるとはどういうことか。おそらく「無心」という言葉が登場するのはこの場面である。無心に耳を傾ける。クライシスに寄り添うために無心になる。あるいは、無心になるしかない。

2 脱学習

さて、ペインと理解されてしまう前の混乱したクライシスに立ち止まり、そこに寄り添うという発想が、「脱学習」の構図と重なることを予感したのは、随分後になってからのことである。

「脱学習 unlearning」は、文字通り、「学習 learning」と対をなす。あるいは、学び習ったことから「脱する（離れる・自由になる）」という意味では、「学習」を前提にして初めて成り立つ。「脱学習」の構図によれば、一度学習した内容から離れることが、新たな展開の可能性につながる。「学習」に留まっていては拓かれない。そこから離れることによって初めて新たな地平が拓かれてゆく（「脱学習」については、西平、二〇一九、第四章）。

確かに「クライシス」と「脱学習」は違う。「脱学習」は自ら望んで開始するのに対して、クライシスは自ら望んだわけではない。むしろまったく望まなかったにもかかわらず、学んできたこと（ビリーフ）が崩れてしまい、機能しなくなる。過酷な試練であり、耐えがたい苦難であるのだが、しかし「脱学習」の枠組みと重ねてみるとき、それは新たな展開への「産みの苦しみ」となる。

そうした「脱学習」の思想については、中川吉晴氏がコンパクトに整理してくれているから、それを手掛かりにする（中川、二〇一七、二〇二頁―二一〇頁）。

中川氏はまず「アレクサンダー・テクニーク」を紹介する。自分の身体への「気づき（アウェアネス）」を高め、身体を整え直す心身技法。例えば、自分の「癖」を意識化し、習慣となっている（自動化した）動きを「脱自動化」する。暮らしの中で身に付けてきた不適切な身心の使い方を「脱学習」し、習慣のバイアスに影響されない「本来の（特定の傾きに固定していない）」身心の動きを回復する。その「本来の動き」を「プライマリー・コントロール」と呼ぶ。つまり、この身心技法は、「身心の動きの中に習性として身についた不適切な使い方を脱学習し、本来のプライマリー・コントロールが働くようにする」ことを目指している。

この理論に倣えば、ビリーフが崩れる「クライシス」は、実は「プライマリー・コントロール」が働き始める貴重な機会ということになる。特定の傾き（癖や偏見）に縛られない・癖や偏見を身に付けてしまう以前の・もともとの柔軟な身心の動きが働き始める機会。とはいえ「傾き」が悪いわけではない。むしろ何らの「傾き」も持たずに生きることなどできない。その「傾き」が固まり、特権的に優位になり、それ以外の可能性を潰《つぶ》してしまうことを警戒するのである。

第二に、文化人類学のカルロス・カスタネダが紹介される。ヤキ・インディアンの呪術師ドン・ファン・マトゥスの下で体験した（とされる）フィールドワークで知られる彼は、20世紀後半のカウンターカルチャーに大きな影響を与えた。

カスタネダによれば、世界は「仕立てられる」ことによって初めて成り立つ。「仕立てる（プログラミングする)」ことがなかったら、世界は単なる混沌であって、世界として姿をなさない。ところが私たちは、ほとんどの場合、自分で「仕立てる」より先に、既に決められた「仕立て(プログラム)」に従って世界を体験する。つまり、ビリーフに従って生きている(既成の「区切り」に従って生きている)。

それに対して「世界を止める」とは、その「ビリーフ・仕立て」を外してしまうことである。「ビリーフ・仕立て」で区切ってしまうことなく世界に触れる。区切りのない(流れのままの透明な)世界に触れる。

ちなみに、こうした場面に登場する「区切る」という言葉が、次節では「分節」と言い換えられて、とても重要な意味を持つ。「ビリーフに従って生きる」とは「既成の分節に従って生きる」ということ。「ビリーフが崩れたクライシス」とは「分節が崩れ去った混沌状態」ということになる。(2)

さて、こう理解してみると、「クライシス」とは「区切りから離れてみる」ことのできる貴重な機会である。カスタネダを魅力的に論じた真木悠介氏は「自己解放 de-programming」と言う。プログラミングされた通りに世界を「仕立てる」のではない。そこから離れ(脱プログラミングし)、あらためて、世界と直接に触れ合う。決められた通りの「区切り方(考え方・ものの見方)」に従うのではなく、区切らずに見る・純粋に見る・無心に見る。既成の区切り方から自由になって、あたかも今初めて区切りを入れるかのように、世界と直接に触れあう。

「クライシス」は世界と直接に触れあう機会である。とすれば、どんなにつらくても、クライシスに陥ることによって初めて体験されることがある。

第三に、中川氏は、江戸期の禅僧・沢庵和尚の「無心」を紹介する。「無心」とはどこにも心を留めないこと。有心は心をどこかに留める（あるひとつの区切りに目を留める）。それに対して、無心はどこにも心を留めない。無心は流れている。全身に「気づき」が行き渡っている（沢庵の無心については、西平、二〇一四、第七章）。

「無心」とは心が無いことではない。「心を留めることが無い」ということである。しかし普通の心の働きではない。沢庵の用語法では、「気づき」は一か所に留まることがなく、柔らかく流体的な心のはたらきである。先の「プライマリー・コントロール」に近い。

ちなみに、この「コントロール」という言葉を「操作」と読むと理解を誤る。「私」が一方的に「世界」を操作するのではない。関係は相互的である。しかし、固定した私と固定した世界の関係でもない。私は世界から影響を受けるから固定せず、他方、世界も私から影響を受けるから、固定されていない。それは単なる「相互関係」ではなく、正確には、一体であったものが、私と世界とに分かれてゆく、その最初の出来事ということになる。「クライシス」は、そうした最初の出来事を経験する貴重な機会ということである（次節ではこの出来事を「純粋分節」と呼ぶ）。

そして、ケアする者は、クライシスの中に生じるそうした出来事を知っていればこそ、クライシスを大切にすることができる。そして大切にすればこそ、寄り添うことができる。そこから早く離れて新たなビリーフを構築するのではなくて、むしろ、このクライシスに耳を傾け、一緒に聴く。それが「寄り添う」ということになる。

3 「純粋分節」

さて、以上のようなことを考えていた時に目に留まったのが、小西達也氏の「純粋分節」という言葉である（小西、二〇一二）。それは先の「プライマリー・コントロール」に近い。脱学習（脱プログラミング）し、固定したものの見方から解放され、新たなものの見方が始まる機会。既成の区切り方から自由になって、あたかも今初めて区切りを入れるかのように、世界と直接に触れあう機会を言う。

ということは、この「純粋分節」という言葉は、「ビリーフが崩れ去ったクライシス」の体験を肯定的に捉えていることになる。つまり自分で考え直す（新たに分節し直す）貴重な機会。ビリーフに縛られることなく、自分で自分の人生を決める（最初から純粋に分節する）貴重な機会と捉えるのである。(3)

（1）親の基準（ビリーフ）

具体的な場面に即して考えてみる。子どもの時からずっと「良い子」であったという学生を思い出す。彼女は親の期待に添うように生きてきた。良いことをすれば褒めてもらえた。親も喜び自分も誇らしかった。何が良くて何が悪いか、基準がはっきりしていた。

その彼女が二十歳を過ぎて初めて恋をした。しかし親の基準と違っていた。親から褒めてもらえない。しかし彼に惹かれる。親を取るのか彼を取るのか、初めて葛藤に引き裂かれた。そしてそれがきっかけで「うつ状態」に追い込まれてしまった。

良い子の彼女は「ビリーフ」を生きてきた。親の基準（ビリーフ）を受け取り、それに従って生きてきた。ところが、予期せぬ仕方で、そのビリーフが揺らいでしまった。それまでのビリーフから逸脱した「自分の思い」に戸惑い、葛藤した自分を受け入れることができずに、（緊急避難的に・世間の基準から見れば）「うつ状態」に逃げ込んだことになる。

当然、この先には、二つの道が考えられる。ひとつは、自分の思いを押し殺し、今まで通り、親の基準に従う道。ビリーフは回復し、おそらく経済的にも社会的にも安泰である。それに対して、もうひとつは、小さく芽生えた自分の思いを大切にする道。その場合はビリーフが壊れる。本人は壊したくない（そのまま守られていたい）のだが、親は納得しない。娘が「怪しい」男と付き合うことなど親からすれば認められない。親から見るとき、これまで「良い子」であった娘は、そうした男と出会ったから逸脱し、その結果として、ビリーフを喪失し、混乱状態（クライシス）に陥ってしまったことになる。

「純粋分節」という言葉はこうした混乱状態を貴重な機会と見る。彼女は初めて自分の人生を決める機会を得た。誰も正解を教えない。自分で判断し自分で悩むしかない。そうした「隙間」に生じた切ない混乱を、自分で決める（新しく分節する）貴重な機会と肯定的に捉え直そうとするのである。

ビリーフ（親の基準）に従っている限り自分で決めることはない。既成の「分節（考え方・ものの見方）」に規定されているだけである。それに対して、この学生は、初めて自分で決めるつらさを引き受けた。それを「純粋」と呼ぶ。あらかじめ決められた「分節」に従うのではない。自分ひとりで自分の道を決める、「分節する（区切り方を決める・善悪を区別する・何が正しいことか判断する）」。

小西氏はこう語る。「世界をどうとらえるべきか、どのように価値判断すべきかについて規定されていない状態、いわば素の自分であるがままの現実と向き合う中で、一瞬一瞬主体的生を分節していく在り方」（小西前掲書、九九頁）。

つらい仕事である。この学生は自分に対して誠実であったから、誤魔化すことなく、その課題を正面から引き受けた。そして、耐えきれなくなった。「あるがままの現実」を正面から引き受けることが、いかに重く切ないか。

その内面の切なさを「純粋分節」という言葉は肯定的にすくいとる。それは急いで通り過ぎるべき混乱ではない。貴重な機会である。大切にすべき機会である。そして、それゆえに、そこに寄り添う意味がある。(4)

（２）世間的な常識（ビリーフ）

もう一つ、別の場面を見る。小西氏が簡単に言及していた中年男性の悲哀。私の身近でもしばしば耳にする。

男性は、「自分の存在意義は経済的に家庭を支えることにある」というビリーフを持って生きてきた。自分が家族を支える。いかに仕事がつらくても、家族の喜ぶ顔を思えば耐えてきた。そして家族のみんなも喜んだ。父さんのおかげ、その言葉が誇りであり、自分の存在意味の基盤（ビリーフ）であった。

その彼が病に倒れてしまう。そして職場復帰が不可能となる。もはや稼ぎ手ではない。それどころか、家族に迷惑をかけてしまう。経済的にも「厄介者」になる。今まで自分を支えてきた「自信・誇り・肯定的自己像・アイデンティティ」がすべて崩れ去る。「ビリーフ」の喪失。これを小西氏は「基盤的ビリーフが機能不全に陥った状態」と呼ぶ。

そうなって初めてこの男性は考えた。自分は何のために生きているのか。ビリーフが順調に機能している限り考えたこともなかった。それだけ幸せだったということである。ビリーフが足場を固めてくれたから、そうした問いには、直面しなくてすんでいた。その足場が揺らいでしまう。家族から尊敬される自己像が崩れ去り、家族に迷惑をかけ「役に立たない」自分を背負わねばならないことになる。

この場合、そうした新たな状況に即した「新しいビリーフ」が必要になることは間違いない。しかし「純粋分節」という言葉は、その手前で立ち止まる。ビリーフが崩れた後、新たなビリーフが構築される前の、不安定なすき間。その時こそ「純粋分節」が体験される貴重な機会である。

しかしそれは、ある意味では、「後ろ向き」の話である。元気な時は、いかにビリーフに守られていたか。肩書や給与や、総じて「社会的役割」に支えられ、それを「立派（価値あること）」と見る世間の常識に支えられてきた。そのビリーフが剥ぎ取られてしまったとき「役に立たない自分」になる。価値がない、意味がない、誇りを持てない、自分でいたくない。そのつらい状態を貴重な機会と見ようとするのである。

そこから早く「立ち直る」のではない。その状態こそ大切である。ビリーフという支えなしに直接に「生きる」機会である。「純粋分節」という言葉は、クライシスを単なる混乱と見ることなく、そこに丁寧に寄り添う手がかりを残してくれたことになる。(5)

4 寄り添うということ

さて、このように「クライシス」に寄り添うことの「意味」を見出そうと試みてきたのだが、問題は解決しない。それどころか、むしろ困難がますます鮮明になってきた。何らか手掛かりでもつかめるとよいのだが、今はせめてそうした困難を忘れてしまわないために（自分自身への申し送りとして）少し整理しておく。

（１）巻き込まれ・持ちこたえ・繰り返す

ケアの受け手（患者・クライエント）はクライシスの中にいる。ビリーフが崩れ去った困難を抱えている。そこで新たなビリーフの構築が望まれるのだが、その方向に話を進めない。その前にクライシスに立ち止まる。急いでそこから離れてしまわない。

そう考えてきたのだが、しかし、クライエントはつらいと言っているのである。早く抜け出したい。それなのに、この状態を大切にするとは、本人の「ニーズ」に反するのではないか。本人の「ニーズ」に反してまで、クライシスを大切にするのか。

むしろ早く逃げ出す方法を一緒になって探すべきではないか。あるいは、「ビリーフに戻りたい」という気持ちも尊重する。混乱から抜け出て早く楽になりたい。その思いにも寄り添う。ということは、ケアする側は、混乱を大切しながら、同時に、混乱から逃げ出す手助けをするという、逆方向のベクトルに引き裂かれてしまう。その葛藤を「持ちこたえる」ことが、ケアする側には必要になる。(6)

おそらくこの場合、まずケアする側が、葛藤を「抱え込む」。最初からクライエントに（葛藤を「抱え込む」ことを）要求することはしない。ケアする側が葛藤を抱え込みながら寄り添うことによって、クライエントも葛藤に慣れてゆくことが期待されている。

とはいえ、実際の場面を思い起こすと、話は簡単ではない。例えば、混乱した学生を相手にした場面を思い起こすと、そうした葛藤を「抱え込む」とは、同じことを繰り返しているだけのように感じられる。その繰り返しの中に入りこみ、一緒になって何度も同じことを繰り返していればよいのか、それともむしろそれを断ち切ることが必要なのか。「繰り返し」を無意味とは思いたくないのだが、しかし「繰り返し」に安住させてしまうのは危険である。どこかで「思い切る」きっかけを提供するべきではないか。

「繰り返し」に寄り添いつつ、しかし巻き込まれてしまわない。どこかで離れた目を持つ。おそらくは（世阿弥が「離見の見」と語って見せたような）特殊な二重性をもった眼が必要になるのだろうが、体験の当事者にとっては、それは限りなく「葛藤に巻き込まれる」に近いように思われる。

「巻き込まれる」のではなく「持ちこたえる」。言葉では区別しても、実際の場面では、巻き込まれ、一緒になって何度も同じことを繰り返すことが基本となるのではないか。一緒になってオロオロする。これでは足りないと思いつつ、どうしてよいか分からず、ただ「共にいる」。強いて言えば、そうした自分を見つめているかどうか、そこが分岐点であるのかもしれない。

さらに、そこには「苦しみを共有できないという苦しみ」もある。ケアする側は、本当の意味でクライエントの苦しみを共有することはできない。おそらくクライエント自身にも十分には把握できない不安や苛立ちのすべてを、共有することなどできない。寄り添うということには、そうした「苦し

み を共有できない苦しみ」を背負うことが含まれている。

さらに、そこにクライエントと向き合う関係から生じる新たな「感情・情念」が加わる。例えば、クライエントから信頼されていないように感じてしまう。あるいは、クライエントの言葉になぜか苛立つ。精神分析が言うところの「転移／逆転移」の関係性。当然クライエントの側にも「感情・情念」が沸き起こり、それがケアする側の「感情・情念」を刺激するから、ますます乱反射する仕方で、もつれた関係になる。

「寄り添う」とは、理想的には、そうした「転移／逆転移」に入りこみつつ（入りこみすぎず）、クライエントの「繰り返し」に付き合いつつ（巻き込まれることなく）、クライエントの苦しみを共有しようと努めつつ（いつでも離れることができる）という、途方もないアクロバットの連続なのではないか。

むろん、うまくゆく時は、うまくゆく。そしてその場合は、こうした厄介な話などまったく不要である。しかしうまくゆかない時は、何をやってもダメであって、立ち止まって問い始めると、ますます話がこじれてしまう。無心の思想は、あらかじめそうした事態を見越すかのように、そのつど無心に還れという。何の解決も示さない代わりに、そのつど立ち還るべき原点を示そうとする。

(2) 意味がある・意味がない

クライシスに意味を見出す。あるいは、寄り添うことに意味を見出そうとする。しかしこうした「意味」は、ビリーフの世界における「意味」とは違う。ビリーフの世界から見たらやはり意味がない。混乱しているだけであり、無駄な時間を過ごしている。ところがそれが次の展開の母胎となる。無駄ではない、後から見たら役に立っている。長い目で見たとき、意味がある。

ところが、まさに終末期ケアは、そうした考え方に大きな疑問を突き付けた。「いずれ役に立つ」という仕方で、現在を意味づけようとすることへの疑念。

終末期ケアには「後」がない。ケアの後から振り返ってその「成果」を聞くことができない。ケアが役に立ったのか、全体を振り返りながら、確認することができない。もしくは、別の角度から言い換えれば、「今は苦しくても長い目で見るとき」という文法が、そこでは通用しないのである。

それは「成長」に対する疑問でもある。終末期ケアの場合、患者さんの「その後」の成長は問わない。例えば、子どものケアの場合には、いずれケアを必要としなくなる「自立」が目標になる。ケアにそのまま依存するのではない、ケアは成長の踏み台として、いずれそこから巣立ってくれればよい。それに対して、終末期ケアの場合、その後の「自立」は問わない。「成長」も問われない。

むろん議論は分かれる。「死後の魂の成長」というビリーフを構築する（共有する）場合には、その後の魂の成長のために終末期ケアを大切にする。しかしそのビリーフが共有されるとは限らない状況においては、「成長」を共通の基盤とすることはできない。とすれば、この場合も、「ケアの後はない」というビリーフを共有する場合と、「ケアの後」を視野に入れたビリーフを共有する場合と、どちらにも対応できるように備えておいて、その時々の状況に相応しく、寄り添うしかないことになる。(7)無心の思想は「役に立つ」という発想から離れる。無心は何かのために役立つから大切なのではない。無心はそれ自身で大切である。無心に寄り添うということは、何かのために役立つから大切なのではなくて、それ自身で大切である。しかし、そう言われて、納得するかどうか。

（3）聞いてほしい

ところで、スピリチュアルケアが語られる際、しばしば、苦しみの中にいる人は「苦しみを誰かに聞いてほしい」という前提から話が始まる。そしてそれが「ニーズ」と理解され、そのニーズに応えることがケアであるという。

しかし、深い苦しみの中にある時、私たちは簡単に「誰かに聞いてほしい」などと思わない。むしろ、語ったところで分かってもらえないと感じる。あるいは、語ったところでどうなるものでもないと感じている。とすれば、「聞いてほしい」という言葉は、「語りたくない」という（反対向きの）思いとワンセットにして理解されるくらいがちょうどよいのではないか。

さらに困難なのは、「なかったことにしてしまう」という心の動きである。自分の苦しみを「苦しみ」として認めない。「別にどうってことない」。そういう仕方で、苦しみを「苦しみ」として認めることなく、暈《ぼ》かしてしまう。ということは、苦しみから意味を奪い去ってしまう。苦しみは、苦しみから意味を奪い去ることによって、惨めになる。

そうであれば、「苦しみを誰かに聞いてほしい」という思いは、ケアの出発点ではなかったことになる。むしろその出発点に辿り着くためにこそ、ケアが必要になる。苦しみは言葉にならない。聴く耳があって初めて言葉が生まれる。聴く者がいて、初めて、話をしてみる気になる。

では一体なぜ「聴く人」は聴く気になるのか。「聴く人」は「からだが反応してしまう」という。「聴く人」は相手の痛みを目にして、そのまま通り過ぎることができない。相手のためになるとか、役に立つとか、その方法があるとか、それらすべてに先立って「からだが反応してしまう」。そこが原点になる。そうした感受性を持った人が「聴く耳」を持った人であり、そうした人が待っている時、言葉が生まれる(8)。

それはまさに「無心」の姿である。無心に耳を傾ける。余計なことは考えない。「からだ」が自然に反応する。しかしそれは誰にも生じることなのか、それとも特別なことであるのか。あるいは、そうした感受性は生まれもった才能なのか、それとも特別な訓練が必要なのか。

こうした「からだの反応」を生得的な「本能」と見ることもできる。誰にでも生まれつき備わっている。しかし普通は（社会的通念や損得勘定によって）覆われているから、本来の「からだの反応」を取り戻すために、先に見た「脱学習」が必要になる。学習によって身に付けた動き（覆い）を取り去ることができれば、もともとの「からだの反応」が蘇ってくる。その「自然な姿」を「無心」と重ねてみれば、無心は、「本来・もともと・生まれ持った」姿であると同時に、意識的な訓練プロセスの先にある「目標・理想・特別な」姿でもある。[9]

無心になって（あるいは、無心のまま）寄り添ってくれる人がいる時、言葉が生まれてくる。ということは、その語りは聴く人の「聴く耳」によって左右される。「純粋分節」はこうした場面における「言葉が生まれてくる」瞬間である。クライエントひとりの出来事ではない。「純粋分節」は寄り添う人との共同作業であり、世界との共同作業であったことになる。

鈴木大拙によると、「無心」が語られた唐の時代、「ただ（只）」という文字がよく使われたという。「ただここにいる」、その代わり、「まさに今・この場に・全身心ともに、ここにいる」。

意味があるのか、有効なのか、説明できない。説明しない。そうした問いに答えることなく、ただ共に居続ける。あるいは、そうした問いを心の奥に秘めつつ、しかしそれらの問いに囚われることなく、ただ耳を傾ける。無心に耳を傾ける。

無心のケアは、そうした姿を私たちに提示する。あるいは、そうした姿を私たちに突き付けることによって、私たちを「寄り添う」ことへ差し向けているのかもしれない。

注

（1）本当は、肉体的な痛みも、「傷むことができる」という大切な意味を持っている。逆に、痛むことができない

という事態は深刻な困難を生むのだが、今は立ち入らない

（2）「ビリーフ」はある意味では「先入観・偏見・バイアス」である。ビリーフに支えられるとは、特定のバイアスで見るということ。例えば、日本語で考えると、日本語特有のものの見方に規定される。しかし人類は「人類共通語」を持たないから、それぞれ母語で考える。それに対して、「純粋分節（ビリーフなしの状態）」は、何らのバイアスにも囚われることなく、世界と触れ合う。それが言い過ぎであるなら、そのバイアスの度合いが弱い状態で、新たに世界を分節してゆく。「人類共通語」で考えるのではない、むしろ初めて世界を言葉で区切り始める出来事に近い。

（3）純粋分節は「分節」であるから、沢庵和尚の「無心」とは位相が異なる。むしろ「無心」から「有心」が初めて生じ直す出来事である。変容する状況の中で、そのつど新たに「分節」してゆく出来事である。

（4）実存哲学の言葉でいえば「自由」の厳しさである。自分で判断し自分で決断し自分で責任を取っゆく。その重みに耐えきれず人は「自由から逃走する」。既成のビリーフに沿って生きる方が楽であり、安全なのである。戦後日本の思想界はしばしば「主体性」という言葉を使った。主体的に自らの人生を生きる。その分、誰にも肩代わりしてもらえない、自分で決めなければならない。

（5）「ビリーフが剥ぎ取られる」時、逆に、ますます防衛的になる場合もある。固くしがみつき、否定されると躍起になって守ろうとする。強引に自分を正当化しビリーフを守ろうとする。あるいは、自分を褒めてもらおうと相手に甘え、自分にかしずかせようと威張って見せたりする。そうした醜態もやはり「スピリチュアル・クライシス」の一面である。

（6）「葛藤を持ちこたえる」をめぐる問題については、精神分析との関連で、西平+松木、二〇一七、九九—一〇四頁など。また、坂井は「葛藤保持力」と表現し、河合隼雄の「自分でしっかりと悩むことができる力」という規定を紹介している（稲垣+坂井、二〇一八、一二〇頁）。

（7）スピリチュアルケアの「スピリチュアル」は、一面では「この世的・実存的」問題を意味し、他面では「あの

世的・他界的」問題を意味する。私は「スピリチュアルケア」の原点を「終末期ケア」に見ているのだが、しかし「終末期ケア」のどちらの側面を重視するかによって、理解が微妙に違ってくることになる。

（8）　スピリチュアルケアが「からだの自然な反応」である時、他者の痛みによって自分自身が傷ついてしまうことは防ぎようがない。レヴィナスは「傷つきやすさ（ヴァルネラブル）」と呼ぶ。ケアする者は無防備になる。その負担が大きくなりすぎる危険、あるいは、ケアする者が自分自身を守る課題については、いくら注意してもしすぎることはない。今後の重要な課題である。

（9）　こうした発想は、仏教思想の中では「本覚思想」と呼ばれ、批判も多いが、儒学思想の中では、朱子学を初めとして、最も基本的な構図である。

参考文献

稲垣応顕＋坂井祐円『スクールカウンセラーのビリーフとアクティヴィティ――児童生徒・保護者・教師とどうかかわるか』金子書房、二〇一八年。

小西達也「グリーフケアの基盤としてのスピリチュアルケア」高木慶子編『グリーフケア入門』勁草書房、二〇一二年。

中川吉晴「第五章へのレスポンス」西平直＋中川吉晴『ケアの根源を求めて』晃洋書房、二〇一七年。

西平直『無心のダイナミズム』岩波現代全書、二〇一四年。

西平直『稽古の思想』春秋社、二〇一九年。

西平直＋松木邦裕『無心の対話――精神分析フィロソフィア――』創元社、二〇一七年。

コラム1　存在としてのケア

嵩倉美帆

「ハンセン病」は、かつて「らい病」と呼ばれ、遺伝性を根拠にする病気から時代を経て少しずつ感染性を根拠にする病気として長く誤解や忌避などに晒されてきた。罹患者に対する差別や偏見は、その家族にまで及んだ。「らい病」というだけで、地域や家族からも差別される対象になってしまっていた。家族も、保身のために、罹患者を遠ざけたり、罹患者本人も親族に迷惑がかからないように、家族から距離をとることもあった。

一九〇七年（明治四〇）年に施行された「癩予防ニ関スル件」は、さまざまな経緯を経て、一九三一年「癩予防法（旧法）」、一九五三年には「らい予防法」となり、一九九六年（平成八）年、（内実はともかく）ようやく廃止された。差別や偏見の助長にこの政策が加担したことには間違いないが、当時の国民ひとりひとりの意識のありようも、大きくかかわっている。史実を正しく省みることをしてこなかった、そのつけは未だ残り続けているが、二〇一九年六月二九日、熊本地裁で行われた家族訴訟判決で勝訴となり、控訴期限二日前に迫った七月一〇日、国は控訴しない、つまり国の責任を認め、賠償をする決断を下した。さらに二四日には、安倍晋三首相が直接原告側と面会し謝罪、さらには訴訟に参加できなかった（しなかった）元患者家族も含めた補償に向けて法整備を約束した（**写真1**）。当初は参議院選挙に向けたパフォーマンスだという批判もあったが、たとえそうだったとしても、人生の大部分をこの瞬間に賭けてきた人々にとって、それは朗報

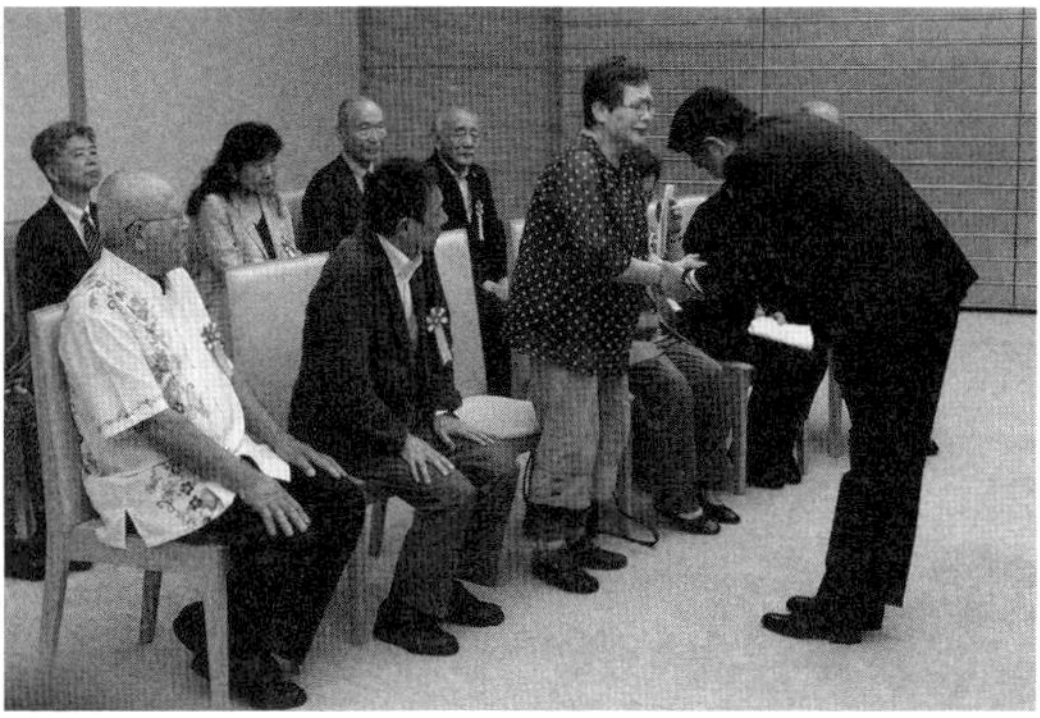

写真１　ハンセン病家族訴訟原告団との面会
出所）首相官邸HPより、https://www.kantei.go.jp/jp/98_abe/actions/201907/24menkai.html，2020年５月８日閲覧。

だっただろう。

以上、「らい予防法」の廃止に長い時間を要した事実が暗示しているように、当事者に寄り添って政治を行うことは容易なことではない。当事者に寄り添うこと、いいかえれば、根本的な人と人とのかかわりやつながりを前提に行動し発言することは、容易なことではない。しかし、そうした根本的な人と人のかかわりやつながりこそが、ケアの本態ではないだろうか。

ケアとは、そもそも「何か」を他者に提供することなのか。いわゆる医療や介護の場においての具体的行為としての「ケア」が一般的にはよく語られているが、今やそこで扱われる「ケア」の概念は、広い意味での「配慮」という仕方において教育現場においても注目されている。しかし、範囲を限定した意味で「ケア」を捉えると、何かを捉え損ねてしまうことがないだろうか。最近、「何もしない人」のレンタルが好評だという。「レンタルなんもしない人」である。つまり、「ただ居るだけで（ごく簡単な受け答え以外は）なんもしない」ことを提供する人のことである。交通費や飲食費（発生した場合のみ）に加え、メディアに取り上げられて以降は、レンタル料一万円を報酬としているが、着目したいことは、その報酬のことではなく、二〇一八年開始当初の、その発想である。

それはつまり、プライバシーの問題や危機管理の問題をさておき、何もせず、「ただ、そばにいる」ということを、まるで知らないひとに依頼することが成立している世の中であるということだ。今や時代が「ただ、そばにいること」をひとつの営みとして受け入れている。非常に興味深くはないだろうか。

「見知らぬひと」に、「ただ、そばにいてほしい」

「見知らぬひと」であっても、「ただ、そばにいてほしい」

元来、その役割は気心を許している家族や近所のおじさん、おばさんだったはずだ。しかし家族の在り方もこれまでのような形態とは異なってきており、その変化とともに、地域との関わり方までも変化してきている。便利な世の中になってきているからこそ、人と人とのつながりを煩わしく感じる、そういう状況に対応してきた「お気楽」新人類が生まれている。かかわり合ってきた存在を排除していく傾向の生活環境を私たちは構成してきたのかもしれない。「ケア」という言葉をわざわざ使わなくても、幼子を見守り慈しむ目、高齢者を敬い労る心、それらを皆がもっていた時代があったのではないか。いや、言い方を変えれば、今でももっているのであろうが、時の流れが早すぎて見えなくなっているのではないか。神谷美恵子（一九一四―一九七九）のいう「いのちのもろさ、はかなさにおいて、私たち人間はみな結ばれている」（神谷美恵子／一九八〇年神谷美恵子著作集二『人間をみつめて』みすず書房、六三頁）ことを今一度考えてみたい。人の痛みを我が事のように、人のよろこびを我が事のように、これらは本当に難しいことなのだろうか。

『経済大国』になってみても、その国に住む人や、もっと貧しい国の人びとが、病苦や老苦や生活苦に悩んでいるのを放っておくようでは、いばっても何になろう。弱者の生命をたいせつにすることは、適者生存の法則をやぶることであるかも知れない。しかし人間はもうこの辺で、『単なる生物』の域を脱して、精神的存在としての独創性と知恵とをはたらかすべきではなかろうか。生存競争の勝利者となった者にこそ、この責任が重く課せられていると思われてならない。」（同書、六五―六六頁）

人間として生まれたからには、知性を適切に働かせることがいかに大切であるかと同時に、いかに難しいことかを、改めて考える必要がある。「具体的行為としてのケア」だけではなく、「存在としてのケア」の在り方を見直す必要が出てきているのではないだろうか。

存在としてのケア。それは図らずとも誰かの癒しや支えとなるようなケアである。そのことが基礎になければ「具体的行為としてのケア」にも決して繋がらないのではないだろうか。

第2章「一/多《いった》」モデルに基づいたスピリチュアルケア理論概要

小西達也

はじめに

筆者は、米国でスピリチュアルケア専門職「チャプレン」としての専門教育を受け、日／米、病院／在宅でチャプレンとしてスピリチュアルケアを実践、その後は日本においてチャプレンやその日本版ともいうべき「臨床宗教師」の立ち上げ、教育、さらにはその資格制度の整備に関わってきている。また学問的にはスピリチュアルケアのほか、仏教哲学やプロセス神学を米国の大学院で学んだ。そうした立場から、可能な限り人間存在の深い次元の理解に基づいたスピリチュアルケア実践理論の構築を追求してきている。そうした中、まず多くの人に受容可能なものを目指し、一般的な人間観の範囲内で筆者の「スピリチュアルケア第一理論」なるものを構築した。それはスピリチュアルケアの世界における主要な課題に一定の解決を与えるものであると考える。

その一方で第一理論は、スピリチュアルケアの習熟者がその実践や教育のプロセスで経験する内面のダイナミクスを十分に描出できていない。その主な原因はその基盤人間観・世界観の不十分さにあると考えられる。

そこで習熟者のケア・ダイナミクスの描出を可能にするために、筆者自身の東洋哲学的体験に基づいた「非対象性現象学」をベースとして、人間存在や世界事象のより深い次元のリアリティを統合した「一《い》／多《った》」モデルなる人間観・世界観を構築、それに基づいて「スピリチュアルケア第二理論」を構築した。[1]

本論ではそうした議論の全体像について述べていきたい。その詳論は別紙に譲りたい。

1　スピリチュアルケア第一理論：一般的人間観に基づいたスピリチュアルケア理論

（1）第一理論（概要）

1　ケア対象者の内面プロセス（「一人称・生」）

まず、スピリチュアルケアの対象者（以下、「対象者」と略）は誰か、また対象者がケアの中で経験する内面プロセスがどのようなものであるかについて明確化するところから始めよう。

ケア対象者：「生き方」の困難・危機状態にある人

例えばホスピス・緩和ケア病棟におけるスピリチュアルケア対象者は、終末期において死と向き合っている人、がん治療病棟では治癒可能性が不確かな中、強い副作用と闘いながら治療を続けている人などである。米国ではチャプレンは緩和ケア病棟に限らずあらゆる病棟で活動しているが、いずれも「いかに生きるか」との「生き方」発見の困難に直面している人、いわば「スピリチュアル・クライシス（人生の危機／試練）」と呼ばれる状態にある人がケアの対象となることが多い。

対象者の基本プロセス：生き方の模索・発見

ではスピリチュアルケアにおいて、対象者はどのようなプロセスを経験するのか。対象者の語りの内容には、一定の共通点がある。その一つは、「現実と向き合う」「自分自身と向き合う」との表現が頻出することである。二つ目はライフ・レビュー（人生の振り返り）がなされることが多いことである。三つ目は、「直面している現実をいかに受け止めるか／どのように捉えるか」といういわば「認識」と、「自分は人生において一体どうしたいのか／人生において最も大切なこととは何か」といった、人生の目的／根本動因となる根源的／究極的な価値、いわば「目的価値」の模索が試みられることが多い、ということである。[2] これらは全て生き方模索プロセスの一部と捉えることができる。

（a）生の三要素（目的価値、認識、行為）の追求

では人はどのように生き方を見出していくのか。生き方発見の一つの方法は、自らの行為により、現実を、自らの「目的価値」を実現するものへと変えていくことであろう。しかし現実の中には変えられないものも多い。そうした場合の一つの方法は、現実の捉え方（「認識・解釈」、以下「認識」と略）の工夫により、現実の中に自らの「目的価値」を実現する要素を見出すことであろう。その実現は現実の「（積極的）受容」とも言えよう。またさらには「目的価値」自体の吟味や模索も必要となる。「目的価値」は置かれた現実において実現可能かつ本人の納得いくものである必要があろう。

このように、「目的価値」、「認識」および「行為」が、個人の実存的生、生き方を構成する重要な要素となる。それゆえこの三者を「生の三要素」と呼びたい。

（b）生き方成立の条件としての「共創的トライアングル成立」

「生の三要素」に注目した場合、対象者の「行為」と、（対象者の「認識」により捉えられた）現実世界とが協力し合って、対象者の「目的価値」を実現する関係性の構築が、生き方成立の必要条件となる。本論ではそうした関係性を「（生の三要素の）共創的トライアングル」と呼ぶ。本論での「共創」は、「二つ以上のものが共に協力し合い、特定価値を実現していくこと」を意味する。(3)

（c）生き方の成立、そしてさらに納得いく生き方を求めて

しかし生き方は、単に成立すればそれで十分というわけではない。さらには本人の納得いくものが望まれるであろう。それゆえ生の十分条件は、①より納得いく目的価値を発見すること、②それを十全に実現すること、の二つとなろう。これらはスピリチュアルケアにおいて対象者が最終的に求めているものとも言えよう。

2　提供者のケア行為（「二人称・ケア」）

ではスピリチュアルケア提供者（以下、「提供者」と略）は、スピリチュアルケアにおいて具体的にどのような行為を提供するのか。次にそれについて見てみよう。

「ビリーフ自由」な在り方でケアを提供

スピリチュアルケアでまず必要となるのは、前述のように提供者自身の「ビリーフ」（宗教的信仰のみならず、世界観、価値観、死生観などあらゆる信念を含む）を対象者に押しつけないことである。特に個の尊厳、自律性の本質に関わる「生き方」を扱うものとしてのスピリチュアルケアでは、その点の徹底が必要となる。このことは、各国のスピリチュアルケア専門職業界の倫理綱領でもうたわれている[4]。この「ビリーフを押しつけないこと」は、実は後述の「対象者の発言の正確な理解」の必要条件でも

あり、スピリチュアルケアの質そのものとも関わってくる。提供者は、価値判断・決めつけなどを極力控え、可能な限り自らのビリーフから自由な在り方（いわば「ビリーフ自由」な在り方）でケアを実践していくことが求められる。

目標地点設定なしでの傾聴

スピリチュアルケアは一般的に傾聴を通じて行われる。対象者は、自由に語りたいことを語り、提供者はそれに寄り添う形で傾聴し、対象者の自己表現をサポートしていく。スピリチュアルケアでは、予めの目標地点設定も、話の流れの誘導も行わない。なぜならばそのプロセスの選択自体も、その自律性が尊重されるべき対象者の生き方選択プロセスの一部と考えられるからである。

対象者の「生の立場」に立つこと

スピリチュアルケア実践上の鍵の一つは、対象者の自己表現サポートにおいて、提供者が対象者の「生の立場」に正確に立てるかどうかである。「生の立場」とは、一言で表現するならば、「その個人が人生の中で置かれている境遇」のことである。(5)

「理解＝自己表現サポート」の提供

提供者が具体的に提供するのが、筆者が「理解＝自己表現サポート」と呼ぶものである。それは提供者が、対象者の「生の立場」や生の三要素を理解していく――たとえ対象者を理解できたと思えても、「本当は相手のことを全く理解できていないのかもしれない」との謙虚な姿勢を常に保持、発言内容のより正確な理解を絶えず試みていく――中で、その微妙なニュアンスも含め正確に言語表現化、それを対象者に返していき、対象者の自己表現をサポートしていくものである。

「既存生」理解と「今後生」発見・選択のサポート

対象者による、過去から現在に至るまでの生、いわば「既存生《きぞんせい》」についてのレビュー・プロセスでは、提供者はその対象者の人生の選択等が、その時点の「生の立場」において合理的なものであったことの理解（＝既存生の受容）などを提供していく。対象者の、この瞬間から未来に至る生、いわば「今後生《こんごせい》」の在り方の追求プロセスでは、その模索プロセスの様々な自己表現を「ビリーフ自由」な視点からサポートしていく。

「ビリーフ自由」サポート

また、以上のプロセスでの、提供者の「ビリーフ自由」な視点の提供により、対象者の「ビリーフ自由」な在り方自体の実現をもサポートしていく。

3　提供者の教育（「二人称・教育」）「ビリーフ自由」がスピリチュアルケア教育の要

スピリチュアルケア提供者は専門職である以上、その要件としての「ビリーフ自由」をあらかじめ一定程度実現しておく必要がある。対象者の「ビリーフ自由」をサポートする以上は、少なくとも対象者より「ビリーフ自由」である必要はあろう。そして「ビリーフ自由」こそがスピリチュアルケア教育（「二人称・教育」）の主眼である。スピリチュアルケア教育の国際標準とも言えるＣＰＥ（Clinical Pastoral Education）プログラムでは、グループワークで生育歴分析等を行い、ビリーフ意識化を通じて提供者の「ビリーフ自由」を実現していく。

4　第一理論のスピリチュアルケア定義

以上から、スピリチュアルケアは、①「生き方を見失った人が生き方を見出していくプロセスをサポートするもの」、②「生き方の危機において提供される、生き方発見のサポート」、③「納得いく目的価値の発見とその十全な実現のサポート」などと表現することができよう。

（2）第一理論から見たスピリチュアルケア議論のキーワード

ここで第一理論の視点から、スピリチュアルケアに関するいくつかのキーワードを見てみよう。

スピリチュアル・クライシス

「スピリチュアル・クライシス」は、困難な現実との直面などにより共創的トライアングルが成立しなくなった状態、あるいは「ビリーフ」という言葉を使うならば、その人の生き方を支えてきた既存ビリーフが、共創的トライアングルを成立させられなくなった状態と言えよう。あるいは「目的価値を見出せなくなった／実現できなくなった状態」とも言えるだろう。

スピリチュアル・ペイン

スピリチュアル・ペインは、スピリチュアル・クライシスに伴う苦しみと言える。(6) 別の言い方をするならば、「納得いく目的価値の発見ができない苦しみ、あるいはその十全な実現ができない苦しみ」とも表現できる。それゆえスピリチュアル・ペインは、「納得いく目的価値の発見とその十全な実現」により解決するものであることになる。

「生きる意味」

特に欧米ではスピリチュアルケアのキーワードとして「生きる意味」という表現がひんぱんに用いられる。この場合の「生きる意味の有無」とは、「その生が（その人の）目的価値実現に資するものかどうか」である。すなわち、それが目的価値実現に資するものであればそれは「意味がある」、資するものでなければ「意味がない」となる。したがって「生きる意味が見出せない」状態とは、①目的価値が見出せない状態、または②目的価値が今の現実あるいは将来において実現が見込めない状態（のいずれか、またはその双方）を意味する。それゆえ「生きる意味」は、「納得いく目的価値の発見とその実現」により見出されることになる。

（3）第一理論の限界・不十分な点

提供者―対象者間ダイナミクスの説明不在

以上が本論スピリチュアルケア第一理論の概要である。しかし第一理論では、以下の事柄に関する十分な説明が与えられていない。まず、「提供者のケア行為」と「対象者の内面プロセス」の関係が明らかでない。また、スピリチュアルケアでは無意識の領域のダイナミクスが重要となるが、そうした領域にも言及できていない。そしてそもそも、人がいかなる原理において生き方を見出すのかも明らかでない。

新たな基盤人間観・世界観の必要性

こうした限界は、実は第一理論が基盤とする自律的個我的人間観、および科学的世界観自体に起因すると考えられる。しかし前述の不十分な点の説明を可能にする人間観・世界観はなかなか見当たらない。であるならば自ら構築するしかない。

2 「ビリーフ自由」な次元の人間観・世界観構築

習熟者スピリチュアルケアの基準としての「ビリーフ自由」

スピリチュアルケア、特にスピリチュアルケア専門職教育を受け、一定の実践を積んだ人たち（「スピリチュアルケア習熟者」、以下、「習熟者」と略）のスピリチュアルケアでは、前述の説明不十分な事柄と関連する特徴的なダイナミクスが見られるが、そのダイナミクス実現の前提条件となるのが、提供者の「ビリーフ自由」実現である。またそれは、習熟者によるスピリチュアルケアの質判断の重要な基準ともなっている。

（1）「ビリーフ自由」な次元の人間観・世界観構築（一）：スピリチュアルケアの現場での「内面事象」への注目

したがって「ビリーフ自由」が、構築必要な人間観・世界観のキーワードとなる可能性がある。そこで次に、前述の「習熟者が経験する内面の事象」（以下、「内面事象」と略）について整理してみよう。

1 一般的人間観による説明可能性のある内面事象

内面事象（Ⅰ）「ビリーフ自由」と「「素の自分」への目覚め」

内面事象の第一は、「ビリーフ自由」と「「素の自分」への目覚め」の感覚である。スピリチュアルケア教育（「二人称・教育」）における、内面を深掘りするグループワークの中で、研修生は特定のビリーフから自由になる瞬間、それまでよりも「素の自分になれた」との感覚を経験する。それはその人が、自身をそれまで縛ってきたビリーフから自由になり、いわば「ビリーフ自由な素の自分」への気づきが生じた事態として理解可能であろう。

内面事象（Ⅱ）共通の「素の自分」＝「普遍的自己」

内面事象の第二も、スピリチュアルケア教育（「二人称・教育」）のグループワークにおいて経験されるものである。「ビリーフ自由」を実現していくと、前述の「素の自分になれた」との感覚のみならず、他のメンバーの内面が、ある程度見通せるようになり、例えば他の研修生の発言が本心からのものであるかが、ある程度直観的に見分けられるようになる、といった現象である。これは単なる思い込みでなく、その後本人に確認すると、たいていの場合それが正しかったことが明らかになる。

この経験は、前述の「素の自分」が万人に共通・あるいは万人同一であり、普遍的なものである、あるいは私たちの自己の真相が「普遍的自己」ともいうべきものである、との印象を与える現象である。

内面事象（Ⅲ）「ビリーフ自由」を一定レベル実現した提供者がケア中に抱く感覚：同一の「普遍的自己」が各個人の「生の立場」で生を展開している

内面事象の第三は、一言で言うならば、「個人の自己の真相は同一であり、それが時空を超えて各々の与えられた「生の立場」で人生を展開している」との感覚である。これは同時に、「相手の「生の立場」を知ることとさえできれば、相手のことは理解できる」ことをも意味する。

この内面事象からも、私たちの自己の共通構造性あるいは同一性が推測される。

そして前出の「普遍的自己」という言葉を用いて言い換えるならば、「個人の生とは、時空や個体性を超えた「普遍的自己」なるものが、様々な個人の「生の立場」において展開している」ということになる。

2　一般の人間観では説明困難な内面事象

以上の内面事象は、万人の個的自己の、たとえば脳科学的、あるいは心理的同一構造性などからの説明も予想されよう。しかしスピリチュアルケアの現場では、通常の人間観では説明困難な、以下のような事象も見られる。

内面事象（Ⅳ①）（空間共有者間の）「心のつながり」

第一の、（空間共有者間の）「心のつながり」は、スピリチュアルケア教育（「二人称・教育」）のグループワークで見られる現象である。例えばグループの二者間関係において、一方が他方に対して心の中で何かを感じている時、相手もこちらに対して同様の感情や思いを抱いていることが多い、というい わば相互的な現象である。(7)

内面事象（Ⅳ②）（空間非共有者間の）「心のつながり」

第二は、（空間非共有者間（数千kmの遠隔間の場合を含む）の）「心のつながり」現象である。例えばグループワークで、特定の研修生についての家族間関係分析を行い、そのワークを通じてその研修生の特定家族メンバーに対する心境が変化した場合、グループ時間終了後、遠隔のその家族に電話で連絡を取ってみると、その相手もその研修生のことを考えていて、しかもその家族の心境もそれと同期するかのように変化していた、といった現象である。これは通常の自律的個我的人間観では説明が難しいであろう。

内面事象（V）超個的自己の、各個人を通じた共創的ダイナミクス

第三は、主として「二人称・ケア」の場面において見られる現象である。提供者が対象者の話を聴いている最中に、提供者の心の中の深いところから「なんとなくこのことを話したい／伝えた方がよさそう」との直観が湧き上がってきた場合に、それを素直に相手に伝えてみると、それが対象者の言いたかったことのキーワードであったり、さらにはそれが対象者の本質的な気づきのきっかけとなっていく、といった現象である(8)。

これはあたかも、一つの超個的な主体・自己が、提供者と対象者という二人の意識・身体を通じ、その個人間の枠組を超えて自己展開／自己表現しているとの印象を与える、いわば啐啄同時的な現象である。

(2)「ビリーフ自由」な次元の人間観・世界観構築（二）：「非対象性現象学」への注目

しかしこれら「内面事象」において見られるダイナミクスを考慮するのみでは、人が生き方を見出す原理を含んだ人間観・世界観は構築できない。

そこで注目したいのが、筆者自身が東洋哲学的体験を通じて見出した、いわば「非対象性現象学」ともいうべきものである。これは先の「内面事象」よりも、さらに「ビリーフ自由」が徹底した次元のリアリティに関するものであると考えられる。

1　非対象性現象学

「非対象」の次元

その基本は、「あらゆる意味で対象的に捉えられない」次元から、「対象世界」の内容たる全存在・全事象が展開してくる、との感覚経験である。

（a）「あらゆる意味で対象的に捉えられない」次元は、いわば「非対象」と呼ぶことができる（後述）。そしてそれはまた、「対象世界」展開以前の次元であるがゆえに「未分」と呼ぶこともできる。

（b）また「非対象」の次元は、単に対象化できないのみならず、同時に一切の対象操作が加えられていない「あるがままのリアリティ」「あるがままの全体」とも言うべきものであり、「完全である」との印象を与えるものである。

「非対象」からの「対象世界」の展開

（a）「「非対象」から一瞬一瞬、全「対象世界」が展開している」との感覚を伴う。

（b）「非対象」は、文字通り非対象的なもの＝自己の最も本質的な次元とも言うべきものであるがゆえ、「「非対象」からの「対象世界」の展開」は「自らが分かれて対象世界が展開している」との感覚としても表現できる。

（c）それはさらに「自らの表現」、すなわち自己表現としての感覚（「自己表現として対象世界が展開する」との感覚）をも伴うものである。

「非対象」からの「認識」、「行為（Action）」の展開

（a）「非対象」から展開される全「対象世界」には、個人の「認識」や「行為（Action）」も含まれる。(9)

「「非対象」からの展開は完全」との感覚

（a）「「非対象」に在りさえすれば／「非対象」から始めさえすれば、必ずや「その瞬間、どうすべきか」についての最適解が見つかる／自ずと展開される」との感覚も見出される。

（b）そこから逆に、「「非対象」にはあらゆる瞬間の「どうすべきか」についての答えがある」「「非対象」には全てがある」となる。事象は、言語論的には「Logos」とも言えることから、「非対象」を全存在・事象が集約・凝縮した次元とみるならば、「非対象」を「Total Logos」と呼ぶこともできよう。

2　非対象性現象学の人間観・世界観とは

東洋哲学・世界の神秘主義哲学との親近性

こうした「非対象性現象学」は、荒唐無稽の印象を与えるかもしれない。しかし「世界のあらゆる存在や事象の「根源・始源」が存在し、そこから全存在・事象が展開する」との構造を有する世界観は、道教やヒンズー教、仏教などの東洋の宗教の哲学や、世界の伝統宗教の神秘主義の世界観に広く見られる(10)。

「非対象」→対象世界（全存在・事象）」的世界観＝「一《いっ》／多《た》」モデル

そうした世界観では、「非対象」（「根源・始源」）を「一《いっ》」、対象世界の全存在・事象を「多《た》」と表現することも多い。本論も主として表現の単純化のため、その用法にならい、以下の議論を展開していく。またこうした「一」からの「多」の展開としての人間観・世界観は「一／多」モデルと呼ぶことができよう。

この「非対象性現象学」を起点とし、長年にわたり筆者が様々な宗教・哲学と対話する中で、そのより明確な言語化を試みてきたものを土台としつつ、さらにはそれを前述の内面事象をも統合する人間観・世界観へと発展させたものを、筆者（小西）の「一《いつ》／多《た》」モデルと呼び、以下、その概要を述べていきたい。[11]

3 「一／多」モデル（「一／多」の人間観・世界観モデル）

1 「一」（いつ）とは

「一」は「非対象」（The Non-Objectifiable）

まず「一／多」モデルの中心概念である「一」について。前述のように「一」＝「非対象」は、認識面としては「対象化不可能」、行為面としては「対象操作不可能」なものである。ただしここでの「対象化不可能」とは「対象化可能／不可能」の二元の一方という意味での「対象化不可能」ではない。「対象世界」は二元的かつ対象化可能なもののみから成り立つ。それゆえ対象化不可能ということが、即、（対象化可能な）二元性の世界を超えることを意味する。すなわちそれは「対象化可能／不可能」の二元の次元にない、非二元的次元を意味することから、いわば「非対象」とも言うべきものとなる。また対象世界は時空的であるのに対し、「一」は「非時空的」となる。

「一」は「真実在（The Reality）」

「一」は、「非対象性現象学」で述べたように一切の対象操作が加えられていない「あるがままのリアリティ」「あるがままの全体」「真の全体」とも言うべきものである。それは英語で「The Reality」、日本語では「真実在」と表現されよう。あるいは「非対象性現象学」で述べたように「Total Logos」とも表現できよう。

2 「多」（た）とは

「世界（事象）」と「個人（生）」

前述のように「多」は全対象世界を意味するものである。その中には全存在・事象が含まれる。「存在」は「事象」の一形態と見なすことも可能ゆえ、本論ではそれらをまとめて「世界（事象）」と表現する。[12] 厳密には、「世界（事象）」の中には、個人の生（以下、「個人（生）」と略）も含まれるが、「個人（生）」とそれ以外の「世界（事象）」一般の関係性を論じるために、本論では便宜上、対象世界を「個人（生）」と「世界（事象）」から成るものとして論じる。

「事象（行為）」と「自覚（認識）」

「個人（生）」は、「行為（Action）」と「認識」という二つの側面を通じて展開される。一方、「個人（生）」

以外の事象一般には、個人の認識に相当するものは存在しないようにも思える。しかし本論における「「一」とその「多」への展開」との認識が、今・ここで生じていることからも明らかであるように、「一」は少なくとも筆者を通じてその認識を展開しているわけであり、その意味では「「一」は、（筆者を通じて）自身が展開したその「世界（事象）」についての「認識」を展開している」とも言える。

ただし「一」は「真の全体」であり、その外部は存在しない。また「一」が認識するのは、自身の自己展開内容自体である。その意味で、そこでの「認識」は、むしろ「自覚」と言うべきであろう。それゆえ「個人（生）」の「行為（Action）」を含む事象を「事象（行為）」と表現、「認識」を「一」より展開されるものとして一般化したものを「自覚（認識）」と表現するならば、「「一」は「事象（行為）」と「自覚（認識）」の二側面において自己展開する」と言えよう。

3 「一」→「多」：「一」の「多」への自己展開

「一」→「多」

(a) 「一」から「多」が展開する

「一」からは「多」が展開する。ただしこれは一般的な「対象世界」で見られる展開とは異なる。「対象世界」での展開は、一般的に時間経過を伴い、しかもその展開内容はその根源あるいは主体と異なる場所において展開される。それに対して「一」からの「多」の展開（以下、「一」→「多」と表記）は、非時空的になされる。非時空的な「一」から、時間経過や空間的変化なしに「多」が展開される。

（b）「一」と「多」は一体（「一」↓「多」の別表現）

また「一」は非時空的であるがゆえに「どこにもない」とも、逆に「どこにでもある」とも言い得る。それゆえ「一」は個「多」と共にあるとも、個「多」を超えた次元にあるとも言い得る。さらには「「一」と「多」は一体」とも言い得る。

（c）「多」は個「多」として展開する（「多」＝個「多」）

「多」は、無数の個「多」から構成される。それゆえ、「一」↓「多」は、「「一」↓個「多」」、より正確には（「多」は全個「多」から成る、すなわち「多」即全個「多」ゆえに）「一」↓全個「多」とも表現できる。

「根源的普遍」から「個別」への展開（「一」＝「根源的普遍」）

「一」は全個「多」共通の根源であるがゆえに、「一」から個「多」への展開は、「普遍から個別への展開」としての側面を有する。ただし、「一」は「非二元」、つまり「普遍／個別」の二元を超えたものであり、また個「多」の共通要素というよりも、全個「多」の根源そのものである。それゆえそこでの普遍を「いわゆる普遍」と区別し、「根源的普遍」と呼ぶこととする。

「一」は「多」の根源／自己展開主体

このように全個「多」を展開する主体としての側面に注目するならば、「一」を「自己展開主体」と表現することもできる。

4 「一」↓「多」：「一」の共創的自己表現

自己表現としての「一」↓「多」

また「非対象性現象学」にもあるように、そうした「一」の「多」への展開は、「「一」の自己表現」との感覚」をも伴うものである。それゆえ「「一」は「多」への自己展開を通じて自己表現している」となる。

「一」＝「根源的目的価値」

「自己表現」は「目的価値の実現」を意味する。それゆえ「一」の自己表現は、「一」の日的価値の実現とも言える。ただし「一」の目的価値は、「非対象」であり全個「多」の根源としての「一」そのものでもある。個人にとっては究極的に納得いく目的価値とも言える。それゆえ一般的な目的価値と区別し、「一」＝「根源的目的価値」と呼びたい。このように「一」の自己表現」は、「一」＝「根源的目的価値」の実現」とも表現できる。

「一」は自己表現主体／価値実現主体

これらから、「一」は「自己表現主体」、または「価値実現主体」とも表現できる。

「共創」を通じた自己表現／価値実現

自己表現、あるいは根源的目的価値の実現は、具体的な事象、すなわち多数の個「多」を通じてなされる。しかもそこでは、個「多」同士が互いに協力し合い（第一理論の概念を用いるならば「共創」し合い）、「共創的トライアングル」を成立させる形で「一」の自己表現を実現することになる。個「多」にはもちろん「個人（生）」や「世界（事象）」が含まれる。

5 「一」と全個「多」の関係性

「一」即全個「多」

「一」は全個「多」の根源である。それゆえ「一」は、全個「多」（個「多」の全体）と対応しているとも言えよう。

「一」↓「多」の一方向性・不可逆性（「一」―>>「多」）

「一」は真の全体、万事の根源であるから、「多」から「一」が展開されることはあり得ない。「一」から「多」への展開は常に一方向的・不可逆的（「一」―>>「多」）となる。

「一」は個「多」自由

全個「多」は「一」から展開され、しかも「一」↓「多」が不可逆であることから、「一」が「多」から影響されることはない。「「一」は常に個「多」から完全に自由である」と言える。

6 「一」と各個「多」の関係性

「一」即各個「多」

「一」は前述のように全個「多」と対応している（＝「一」即全個「多」）と同時に、一つ一つの個「多」とも一対一対応している（＝「一」即各個「多」）と考えられる。

(a) 「一」即各個「多」（時間面）

個「多」は時間面と空間面の二つの側面で考えることができる。その時間面に関して、一般に私達の時間意識は一方向的に流れるが、「一」からの個「多」の展開は、非時間的なものであるがゆえに、

「一」の視点から見るならば、個「多」は無限に微細な無数の時間点において展開する、あるいは「一」と無限に微細な無数の時間点の個「多」とが一対一対応しているとも言える。これを一方向的時間論的視点から見るならば、個「多」は「一瞬一瞬無時間経過的」、あるいは「非時間的」に展開している、となる。

(b)「一」即各個「多」(空間面)

同じことは空間面についても言える。個「多」は無限に微細な無数の空間点において非空間的に展開する。そして「一」と、無限に微細な無数の空間点の個「多」とが一対一対応している。

以上の時間面と空間面を統合するならば、「一」と、あらゆる無限に微細な無数の時空点の個「多」とが一対一対応している、となる。

同一個「多」集合体(「ビリーフ」)

第一理論で論じた「ビリーフ」とは、特定の「個人(生)」の三要素を固定化したものであった。この「ビリーフ」概念を、個「多」概念に適用して一般化し、時空軸上で表現するならば、それは「同一個「多」の時空的継続」あるいは「同一個「多」集合体」とも言うべきものとなろう。

「個場」とその固有性

（a）個「多」の、全他個「多」との関係性＝「個場」

各個「多」は、「一」との関係性のみならず、全他個「多」（その個「多」以外の全ての個「多」）との関係性においてもある。すなわち各個「多」は、「一」から全他個「多」との関係性において展開される。この「各個「多」の、全他個「多」との関係性」は、第一理論で言うところの「生の立場」に相当する。このいわば一般化された「生の立場」概念としての「全他個「多」との関係性」を、（「各個「多」がおかれている場」という意味で、）「一／多」モデルでは「個場」と呼びたい。個場は「一」の「個「多」展開条件」とも言えるだろう。

（b）各個「多」の、各個場における固有の役割

各個「多」は、全て各々がおかれている固有の個場において展開する。そこで各個「多」は固有の役割を果たし、全個「多」間の全体的共創的関係性（後述）を構成、「一」の自己表現を実現する。その意味で、各々の個「多」は、唯一無二・代替不可能な役割を担っているとも言える。

7　その他（複合的特性）

全体的共創

（a）全個「多」同士の共創関係＝「全体的共創」

「一」は全個「多」の根源であるがゆえ、文字通り全個「多」の共創関係を通じて自己表現することになる。そうした文字通りの全個「多」間の共創を本論では「全体的共創」と呼びたい。

（b）全体的共創を通じて「一」の完全なる自己表現が実現

全体的共創的関係性では、「一」自身が展開した全個「多」同士が共創し合い「一」の自己表現を実現することから、どの個「多」同士も互いに妨げ合うことなく、むしろ最高度の「一」の自己表現を実現することになる。そして「一」から展開される「個人（生）」も、「一」の全体的共創的自己表現を実現する各個場における「最適解」を展開するものとなる。

こうしたことから、「非対象性現象学」において言及された、「「「非対象」に在りさえすれば／「非対象」から始めさえすれば、必ずや「その瞬間、どうすべきか」についての最適解が見つかる／それが自ずと展開される」との感覚」、さらには「「非対象」にはあらゆる瞬間の「どうすべきか」についての答えがある」」、「「非対象」には全てがある」ということも説明できる。

(c) 絶対的自律性

それゆえ「一」の視点からするならば、常に「一」の完全なる自己表現が実現することになり、常に「全てが思い通り」となる。それゆえ「一」は「絶対自律的」とも言い得るだろう。

「一」＝「非対象的根源的自己」(The Non-Objectifiable Original Self)

非対象性は、自己性の最も本質的な要素の一つであり、しかも「一」は、非対象性の最も純粋なものである。その意味で「一」は自己性の最も純粋なものとも言い得る。また「一」は、個人の「認識」や「行為(Action)」、そして「目的価値」、つまり「個人(生)」の三要素の根源／主体でもある。通常「生の三要素」の主体は「自己」と呼ばれる。しかも「一」は、「生の三要素」の究極的根源／主体ともいうべきものである。これらから、「一」を自己的なるものと見なすことも可能であろう。本論では特にその徹底した非対象性、および根源性から、それを「非対象的根源的自己」と呼びたい。

この「一」の自己性から、「非対象性現象学」(Ⅱ)(b)「「自らが分かれて対象世界が展開している」との感覚」も説明できる。ただし「非対象的根源的自己」は、それが「世界(事象)」源でもあること、また「一」↓「多」一方向的・不可逆的である(そもそも外部を有さないため、外部から影響を受けるようなこともあり得ない)などの点において、一般的「自己」概念と大きく異なるのである。

4　「一／多」モデルからみた「個人（生）」

（1）「個人（生）」を通じた「一」の展開

「個人（生）」を通じた「一」の展開

前述のように、「一」は「個人（生）」を通じても自己展開・自己表現する。具体的には、個人の「行為（Action）」や「認識」を展開し、それらを通じて「一」を自己表現する（＝「根源的目的価値を実現する」）。

前提としての「一」覚

しかし一般に私たちは、ビリーフに基づいた在り方をしており、必ずしも十分に「一」からその生を展開できているとはいえない。それゆえ「一／多」モデルにある生のダイナミクスを実現するためには、「一」に目覚める（＝「一」覚する）必要がある。

（2）「個人（生）」の各相の展開

では「一」から、第一理論において論じた、「個人（生）」の各相（「一人称・生」、「二人称・共創」、「三人称・ケア」など）がどのように実現されるかについて見ておこう。

「一」の個別的「自己展開」による「二人称・ケア」の「理解」実現

前述のように「一」が個場（「生の立場」）において個「多」として自己展開する。それゆえ「一」覚すれば、あらゆる個場における個「多」展開が可能となる。それは「二人称・ケア」の他者理解が可能になることをも意味する。

(a)「二人称・ケア」での対象者の「生の立場」理解実現

「二人称・ケア」では対象者の「生の立場」に立つ必要があるが、「生の立場」＝個場とは、「特定個「多」」の、「全他個「多」」との関係性のことであり、その両者とも「一」からの展開であるがゆえに、あらゆる個場も「一」からの展開であると言い得る。それゆえ「一」からであればあらゆる個場理解が可能となる。

(b)「二人称・ケア」での対象者の「生の三要素」理解実現

また「二人称・ケア」では、対象者の既存生の理解や、今後生の模索プロセスの理解などが求められるが、あらゆる個人の既存生や今後生も「一」の展開であることから、「提供者」が「一」からケアを展開すれば、それらも自ずと理解可能となる。

「一」の共創的自己表現による「一人称・生」、「二人称・共創」、「二人称・ケア」での「共創」実現

前述のように、「一」は個体としての枠を超え、全個「多」間の共創を通じて自己表現する。それゆえ「一」覚すれば、そこから他者や現実との共創が実現する。

(a)「一人称・生」実現（「個人（生）」―「世界（事象）」の共創実現）

「一人称・生」成立の条件は、「個人（生）」―「世界（事象）」の共創成立にある。「一」から展開された「個人（生）」＝「一人称・生」は自ずと「世界（事象）」と共創的になり成立、さらには「一」の自己表現がそこにおいて十全に実現することになる。

(b)「二人称・共創」、「二人称・ケア」での対象者との共創実現（「個人（生）」―「個人（生）」共創）

「二人称・ケア」での提供者―対象者間関係の基盤でもある「二人称・共創」成立の条件は、「個人（生）」―「個人（生）」の共創成立にある。もしその「個人（生）」が「一」から展開されれば、自ずとあらゆる「個人（生）」との共創も実現することになる。

(c)「二人称・ケア」での今後生発見サポート実現（「個人（生）」―「世界（事象）」の共創実現）

「二人称・ケア」において、提供者は対象者の「生の立場」で実現可能かつ、「一」の自己表現をよ

り十全に実現する今後生発見をサポートする必要があるが、対象者の今後生も「一」の自己展開の一部であるから、提供者が「一」からケアを展開すれば、それも自ずと実現することになる。

5 スピリチュアルケア第二理論：「一／多」モデルに基づいたスピリチュアルケア理論

(1) 第二理論（概要）

1 対象者の内面プロセス（「一人称・生」）

ケア対象者：スピリチュアル・クライシスにある人

スピリチュアル・クライシスは、「一／多」モデル的には、「個人（生）」―「世界（事象）」の共創成立を実現するレベルまで「一」覚できていない状態、さらにはその共創が実現できない状態と言える。

対象者の基本プロセス：生き方の模索・発見

(a) 生の三要素（目的価値、認識、行為）の追求

よりよき「一」覚の実現、およびそこからのよりよき「認識」、「行為（Action）」展開を試みていくプロセスを意味する。

（b）生き方成立の条件としての「共創的トライアングル成立」

共創的トライアングルが成立するレベルの「一」覚と、そこからのトライアングルを具体的に実現する「生の三要素」の展開を意味する。

（c）生き方の成立、そしてさらなる納得いく生き方を求めて

よりよき「一」覚により、その「生の立場」における具体的な生が成立するのみならず、「一」の十全な自己表現、あるいは「根源的目的価値」を十全に実現するような生が実現する。

2　提供者のケア行為（「二人称・ケア」）

「一」覚した在り方でケアを提供

「一」覚すれば、「ビリーフ自由」も自ずと実現するが、それは生の必要条件に過ぎない。「一／多」モデルの視点からの提供者の十分条件は、「「一」覚した在り方」となる。

目標地点設定なしでの傾聴

個「多」を固定した「ビリーフ」を主体とせず「一」からスピリチュアルケアを展開することにより「一」の自己展開としてのケアが実現され、そこから「一」の自己展開としての対象者による生き

方の模索・発見プロセスが展開される。

対象者の「生の立場」に立つこと

「一」からの、対象者の「生の立場」＝個場理解を意味する。

「理解＝自己表現サポート」の提供

前述のように「一／多」モデル的には、対象者の既存生も今後生も「一」の展開であるから、「一」覚すれば、提供者も対象者理解が可能となり、対象者の今後生のサポートも可能となる。

「既存生」理解と「今後生」発見・選択のサポート

前記「4（2）「個人（生）」の各相の展開」で明らかになったように、「一」からは対象者の既存生理解や今後生発見・選択のサポートが実現される。

「一」覚サポート

提供者の「ビリーフ自由」同様、対象者の「ビリーフ自由」も生き方発見の必要条件に過ぎない。十分条件は「一」覚である。提供者は、「一」の視点の提供を通じて、対象者の「一」覚をもサポートしていく。

3　提供者の教育（「二人称・教育」）

「二」覚がスピリチュアルケア教育の要

前述のように、「二／多」モデル的には、提供者に必要なのは「二」覚である。それがスピリチュアルケア教育の主眼となる。対象者の「二」覚サポートのためには、提供者は対象者より「二」覚している必要があるだろう。

(2) 第二理論から見たスピリチュアルケア議論のキーワード

「二／多」モデル、スピリチュアルケア第二理論は、スピリチュアルケア実践上の重要概念やキーワードをどのように説明するか。その例をいくつか紹介したい。

共感・寄り添い

第二理論において、いわゆる「共感・寄り添い」に相当するのは、提供者が対象者の「生の立場」に立つこと、しかもそこで「理解・自己表現サポート」を提供していくことである。しかし第二理論あるいは「二／多」モデルの観点から見た場合、「共感・寄り添い」の、より本質的な次元がある。

それは提供者と対象者の「一」の共有である。前述のように提供者の自己と対象者の自己は、その根源的な次元において、共に同一の「一」＝「非対象的根源的自己」である。それゆえ「一」覚することは、同一の自己に目覚めることであり、それは最も本質的な意味において「共感」的な在り方とも言えるだろう。いずれにせよ、「一」＝「非対象的根源的自己」に目覚め、対象者の「生の立場」に立ち、「理解・自己表現サポート」を提供していくことこそが、最も徹底した意味での「共感・寄り添い」ということになる。

異宗教間ケア（Interfaith Care）

伝統的にスピリチュアルケアに相当するものは、「生き方に関する専門家」とも言うべき宗教家により提供されてきた。しかしグローバル化した現代、世の中の宗教・宗派は多様であり、提供者と対象者の宗教が異なる場合も少なくない。その場合、提供者が自らの宗教に基づいたケアを提供しようとしても、ケアは成立しない。しかし「一／多」モデルの視点から見た場合、様々な宗教的信仰のみならずあらゆるビリーフの究極の根源は「一」にある。それゆえ「一」覚すれば、あらゆる宗教的信仰・ビリーフを有する人も理解可能となり、それらの人に対するケアも可能となる。

バーンアウト（燃え尽き）の防止

一般的に「感情労働」とされる心のケアでは、精神的感情的疲労の蓄積による「バーンアウト（燃え尽き）」が懸念される。一般には、それを防ぐためには「共感・寄り添い」をし過ぎないことが必要とされる。しかしそれが唯一の方法であろうか。バーンアウトの原因は様々であるが、その一つは、提供者が自らのビリーフに基づき、苦を生じる価値判断を行い、さらにはそれを固定化することで、それが提供者の心の中に蓄積していくことにある。それゆえ常に一瞬一瞬、「一」からケア実践を展開していけば、そうした蓄積も生じずバーンアウトもしないことになる。しかもそれは真に対象者に寄り添うケアの実践でもある。つまり、提供者は「一」に目覚め、そこからケアを提供していくことで、「対象者にしっかりと寄り添い、しかもバーンアウトしにくい」実践が可能であることになる。

6　生の最基本的実践としての「一」覚「多」現

以上より、提供者が「一」から生を始める在り方を実現しさえすれば、「一人称・生」も「二人称・共創」も、さらには「三人称・ケア」も、自ずと十全な形で実現することになる。

「一」覚「多」現（いつかくたげん）

しかし前述のように、私たちは必ずしも十分に「一」覚できているわけではない。それゆえ十全な生を実現するためには、たえず可能な限り「一」覚する必要がある。「一」覚すれば、それに応じて「一」の自己展開・自己表現も自ずと実現する。もしこの「一」の、「多」への自己展開・自己表現を「多」現と呼ぶならば、「一」に目覚め（＝「一」覚）、それを生の様々な実践を通じて「多」へと展開（＝「多」現）していくプロセスは、「「一」覚「多」現」と呼ぶことができよう。

私たちは人生において、絶えず「一」覚「多」現の実践が問われている存在と言えるだろう。また「一」覚「多」現は、私たちの生の最基本プロセスとも言えるだろう。

「一」覚「多」現の実践による「一」覚「多」現のサポート＝第二理論のスピリチュアルケア定義

こうしたことから、提供者による「二人称・ケア」＝スピリチュアルケア実践の本質は「一」覚「多」現の実践にあり、それが対象者の「一」覚「多」現の実践をサポートする。それゆえスピリチュアルケアは、「（提供者の）「一」覚「多」現実践による、（対象者の）「一」覚「多」現サポート」と言うことができよう。これは第二理論のスピリチュアルケア定義とも言えるだろう。

「一」覚「多」現と「純粋分節」

筆者は以前、「世界をどう捉えるべきか、どのように価値判断すべきかについて規定されていない状態、いわば素の自分であるがままの現実と向き合う中で、一瞬一瞬主体的生を分節していく在り方」を「純粋分節」と定義したが、それは「一」覚「多」現の具体的プロセスの一部を表現したものと言えよう(13)。

注

(1) 一般的に「世界観」の中には「人間観」も含まれるが、事象間関係と同時に個人間ダイナミクスにも焦点を当てる本論では、あえて「人間観・世界観」と表現した。

(2) 「目的価値」という概念は、経済学者の西部邁がその著書『死生論』の中で使用しているものを参考にしている（ただしその明確な定義は見当たらないことから、筆者自身の理解に基づいた定義を行っている〔西部邁『死生論』日本文芸社、一九九四年、二二五頁他〕）。

(3) 「共創」という概念は、日本では石川光男や清水博らによって使用されてきた。本論もそれらの用法を参考にしている。ただし「共創」に相当する英語の「Co-creation」は、彼らの使用以前から多くの欧米人により用いられている。

(4) 前節では、「対象者のビリーフ」について論じてきたが、ここでは「提供者のビリーフ」について論じている。

(5) 「生の立場」の中には、その人が生まれた時代や環境、さらには持って生まれた能力や性格なども含まれる。それには、「私たちは、その本質としてはいわば時空を超えた一切の属性を持たないまっさらな魂のようなものであり、それが各自各々、特定の人生の境遇を与えられ、そこでの生き方を問われている存在である」と考えた場合の、その「人生の境遇」に相当するもののことである。

（6）その詳論は別紙に譲りたい。

（7）「内面事象（Ⅳ①）（空間共有者間の）「心のつながり」」にある事象は、ボディ・ランゲージなどによるノンバーバル・コミュニケーションにより生起している可能性もあるだろう。

（8）こうした直観は、「ビリーフ自由」が十分でない場合には、自らの意識の投影に過ぎない可能性が高いことから、注意が必要である。また、「内面事象（Ⅴ）超個的自己の、各個人を通じた共創的ダイナミクス」の場合には、提供者の推論能力の高さゆえに相手の考えを言い当てている可能性や、何らかの物理的方法により対象者の心の内容が提供者に伝わっている可能性なども考えられるであろう。

（9）ここでの「行為」は、いわゆる身体動作によるもののみならず、思考による判断等も含んだ、英語の「Action」に近い意味のものを想定している。それゆえここではそれを「行為（Action）」と表記する。

（10）その詳細、特に「非対象性現象学」（あるいは後述の「一／多」モデル）と東洋の宗教や、世界の伝統宗教の神秘主義の世界観との異同の検討については別紙に譲りたい。

（11）「一／多」モデルに関する「根源から世界が生成している」との表現は、宇宙物理学における「ビッグバン」を想起させるかもしれない。しかし「一／多」モデルは、そうした時空的世界観の前提ともいえる対象世界の成立以前、主客分離以前の次元を対象としている。したがってこの見方に基づくならば、「一／多」モデルの方が、いわゆる科学的世界観より根源的リアリティを捉えていることになる。しかし、逆に科学的世界観の見方からするならば、本論での議論内容は、脳がつくり出した「意識」の仮想的産物に過ぎないとなる。それゆえこの議論は容易に決着しない。この議論については別紙に譲りたい。

（12）例えばホワイトヘッド等による、いわゆる「プロセス哲学」では、世界の構成要素概念として、「存在」より「出来事」の方が一般性が高いと考える。そして存在を、「一瞬一瞬の「存在生起／消滅」という出来事」の時間的継続と捉える。本論の「事象」概念も、彼の「出来事」概念を参考とし、それに相当するものを想定している（Alfred North Whitehead, *Process and Reality* (Corrected ed.), NY: The Free Press, 1978）。

（13） 小西達也「グリーフケアの基盤としてのスピリチュアルケア」（髙木慶子編『グリーフケア入門』、勁草書房、二〇一二年）。

コラム 2

参与観察を通してスピリチュアルケアを考える

ベネディクト・ティィモシー

スピリチュアルケアを理解するためには参与観察はとても重要な調査方法である。参与観察とは、ある現場に身を置いて、その場に参与しながら長期に渡ってその「場」をじっくり観察する調査方法をさす。しかし、スピリチュアルケアの研究においてこのような調査はまだ比較的少ない。このコラムでは、スピリチュアルケアの研究における参与観察の調査方法の利点とチャレンジについて考えてみたい。また、参与観察的アプローチと「無心のケア」の接点についても考えてみたい。

参与観察を通してまず見えてくるものはスピリチュアルケアの「かたち」である。つまり、スピリチュアルケアは臨床でどのように目に見えるのか、どのように聞こえるのか、どのように感じるのかということである。スピリチュアルケアをこのように現象学的観点から考えるとスピリチュアルケァの全体像が見えてくる。たとえば、私がある仏教系ホスピスで参与観察を行った際に特に印象に残った光景は、多くの場合、スピリチュアルケアが地味なところで行われていたことである。スピリチュアルケアの働きを担っていたビハーラ僧は患者の実存的または宗教的な悩みについて直接相談に乗るような、患者のいわゆる「スピリチュアル」の側面に関わることもあったが、そのようなカウンセリングに基づくケアよりも患者を散歩に連れて行ったり、大好きな食べ物を準備したり、何気ない日常の中で、または定期的なイベントを通して患者のスピリチュアルケアに間接的に取り組んでいた姿がとても印象深かった。多くのスタッフもまた、このようなケアがスピリチュアルケアの中心にあると説明した。たとえば、ある日、ビハーラ僧は患者のために映画鑑賞会を準備し、私はビハーラ僧と患者と一緒に鑑賞した。鑑賞している間は共に笑い、ただ楽しい時間を過ごしただけだった。このようなアットホームな雰囲気づくりは、顕著なスピリチュアルケアの症例とはし難いが、あとでビハーラ僧に尋ねると、このような日常の中の地味な働きは実はスピリチュアルケアの大切な働きなのだと説明してくれた。つまり、患者と一緒に自然に何かをすることを通して、親密な関係性を築き、その患者が大切な存在であることを伝えることができる。そして、患者がこのように自分らしく最後を迎えることがスピリチュアルケアの中心にあるとスタッフは認識していた（Benedict 2018）。このように、参与観察を通してスピリチュアルケアの「かたち」に着目すると、「スピリチュアルケア」というあいまいな概念の中身が臨床でじっさいどのように根付いているかが見えてくる。またこのような参与観察を通して、スピリチュアルケアはある行為に特定、またはマニュアル化できるものではなく、その場、その場で普通のケアが「スピリチュアルケアの意味を帯びる」という傾向が見えてくる（安藤二〇〇八、一九）。

スピリチュアルケアを研究する上での参与観察のもう一つの利点はホスピスにおける一日の流れや、スタッフを取り巻く環境が明確に見えてくることである。教科書や学会などのスピリチュアルケアの症例では患者の様子を細かく語っているが、ケアを提供する側の背景について語られることは少ない。別のホスピス病棟で参与観察をした際に私はドクターの後を一日ついていくことがあった。ある日、とても状態が厳しい患者がいた。ドクターは朝の回診でその患者の家族にはもう二～三時間しかないという厳しい状況を眉間にしわを寄せながら、できるだけ優しく伝えた。しかし、次の患者の病室に入ったとたん、ドクターの顔が一変し、笑顔で患者と冗談を交わし始めた。このようにドクターの表情の変化を細かく観察することを通して、医療スタッフが毎日しなくてはならない感情労働（emotional labor）が明らかになった。様々なコンディションにある患者へ一人一人が大切な存在であることを毎日伝えることは大変な作業だ。このような現状を知ることもスピリチュアルケアの理解に欠かせないであろう。

参与観察に基づくスピリチュアルケアの研究には多くの利点があるが、チャレンジも見逃せない。まず、研究者がホスピスというデリケートな場に身をおくことには倫理的なハードルがある。参与観察を行う場合には、病院の治験調査委員会の許可を受け、さらにホスピススタッフと信頼関係を築き、患者や患者のご家族に害や迷惑を与えないことを約束しなければならない。また、参与観察を行う許可を得ても、患者の身体的状態によっては調査ができない場合もある。たとえば、私が行った参与観察では、患者が話どころか食事も一切できない時がしばしばあった。また、看護師の紹介で私との話に応じた比較的元気な患者が翌日に亡くなった、というケースもあった。このようにホスピスにおける参与観察は慎重に行う必要性がある。また、参与観察の調査に限られたことではないが、患者のほとんどが「スピリチュアルケア」や「スピリチュアルペイン」と言う言葉を知らないという問題もある。もしくは「スピリチュアル」とは幽霊に関係があると考える患者もいる。よって、患者に医療者でない自分がどのような研究をしているかを説明する際には「スピリチュアルケア」や「スピリチュアルペイン」などと言う言葉を避けて、「こころの支えになるもの」や「精神的・身体的ペイン以外の悩み」等、工夫した表現で参与観察を進める必要もある。

さて、最後にこの話を「無心のケア」と繋げてみたい。「無心のケア」とは、ケアする側とケアを受ける側の対立が消えて行き、どちらがケアをしているかがわからないような相互無我状態の特徴を持つ。しかし「ケア」の概念には、「何かをしてあげたい」という自我を完全に無にできない側面もある。参与観察にもこのような不思議な緊張感が表れる。第三者として「観察」している研究者は、スピリチュアルケアの場に身を常に置くことで「参与」しかねない。それゆえ「無心のケア」と「参与観察」は共に矛盾語法と言えるかもしれない。両者に同じ緊張感が表れる。この緊張感は矛盾とも言えるかもしれないが、実はとても建設的な緊張感である。「参与」と「観察」の摩擦から新しい研究結果が出てくるように「無心」の「ケア」にも同じく期待をしたい。

参考文献

T. Benedict. "Practicing Spiritual Care in the Japanese Hospice." *Japanese Journal of Religious Studies* 45, *No.1*, 2018, pp.175-199.
安藤泰至「スピリチュアリティ概念の再考――スピリチュアリティは霊的世界観を前提とするか？――」『死生学年報』二〇〇八年、五―二五頁。

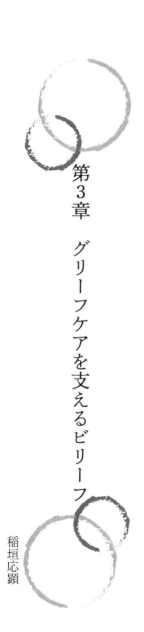

第3章　グリーフケアを支えるビリーフ

稲垣応顕

1　私的な例示――一種のグリーフ（悲嘆）体験――

（1）まだ見ぬ我が子との別れ

本稿を、極めて私的な例示で始めることをご容赦願いたい。私もこれまで幾つかの死別体験を重ねてきた。老齢の為に他界した祖父母との別れ。未熟児で生まれ、生後間もなく亡くなった妹との別れ。不治の病のために志半ばで逝った友人との別れ。共働き家庭で育った私にとって、幼少期に帰宅後の良き話し相手・遊び相手として気持ちを慰めてくれた複数の飼い犬や飼い猫との別れ。そして、私が寺院（曹洞宗）の生まれであることと関連するが、小学校1年生の時から父に連れられて僧侶として参列した、幾つもの葬儀における檀家さんとの別れなどである。それらの別れの度に思うのは、「少なくとも、自分がこの世で生きている限り、先に逝った人達またコンパニオン・アニマルたちと話すことは二度とない」という哀愁である。

そして今、本稿で綴ってみたいのは二〇一一年の出来事である。私は現在、戸籍上ないし実生活では二児の父親である。しかし、私にはもう一人、男の子がおり（性別については勝手な思い込みかもしれないが）三児の父親であるとの意識がある。

ライフパートナーである妻と生活を始めた当時の話である。我々は、経済的には豊かではなかったし、生活を営んでいくには越えなければならない大きな課題も抱えてもいた。しかし、それでも気持ちはそれなりに満たされていたと振り返る。妻に対して、（今も変わらないが）数えきれない出会いの中で巡り合えた女性（ひと）、自身が結婚披露宴でスピーチを求められるとよく活用する、何かのコマーシャルコピーであった「愛（I）と愛（I）が結ばれて今日からは我々（We）」という感覚があった。夜中に原稿を書いている時なども、「一人（独り）ではない」という心理的な温もりを感じたりもした。我々を結び付けてくれた〝何者か〟（文部科学省的な表現を用いれば〝大いなるもの〟）に、感謝ないし畏敬の念さえ有していた。一日の仕事を終え借家である大学の宿舎に戻れば、他の多くの新婚家庭とおそらくは同じように、夕食を共にしながら互いにその日の出来事を語り合い、これからの生活に向けた夢を交流させ気持ちを分かち合っていた。会話の中には、当然のようにいずれ授かると期待する、新しい生命（いのち）についての話題も繰り返えされ二人の時間を彩った。あえて記せば、幼い時に自分の意思や気持ちとは全く関係のない大人の都合で家庭の状況が一変し、一人っ子として父方に引き取られ祖母に育てられた妻は、子ども達に囲まれたにぎやかな家庭を理想としていた。

そのような春先の夜、私は眠りの中で〝夢〟を見た。真っ白で……ドアも壁の境界もなくずっと向こうまで続いているような部屋（空間）？で、〝水色〟の地に大きな〝クマ〟の描かれたフワノワのセーターを着た、まだ歩けない程の赤ちゃんが足を投げ出して座り、積み木遊びをしている場面であった。赤ちゃんは男の子であった。私が「積み木で遊んでたの？」と声をかけると、彼はこちらを見てニコニコしていた。私は、根拠もないままに彼を我が子であると認識していた。何とも言えない温かく幸せな気持ちであった。何の躊躇いもなく、彼に「こっちにおいで」と声をかけ手を差し出した。彼は私を見つめてニコニコしているのだが、一向に私の方に動こうとはしてくれない。そこで私の方が、彼を抱き上げようと一歩近づいた。しかしその距離が縮まらない。私はさらに一歩・一歩と彼の方へ向かうのだが、どうしても彼との距離が縮まらないのである。私が、少し違和感と焦りをもった時であった。彼はニコニコしながら、その白い空間の奥へ〝スウーッ〟とフェードアウトしていった。

夢がその場面に至った時と、普段は何事にも我慢強い妻が腹痛を訴えて私を起こした時間は入れ替わりであった。彼女は額に大粒の汗をいくつも溜め、時折小刻みに身体を震わせていた。ただ事ではないと感じ、すぐさま着替えてパジャマ姿の彼女を車で病院の救急外来へと運んだ。道中、彼女には下血もあったようである。病院に着くと、彼女はその夜のうちに緊急手術を受け入院することになった。……妻は身ごもっていた。子宮の中で何らかのトラブルが生じ、彼女の身体は存在したての小さな生命を支えることが出来なくなっていた。医師の迅速かつ適切な対応のおかげで、彼女は幸い命をとりとめた。ただ、我々の赤ちゃんは遠くへ行ってしまった。

（2）妻を慰めた映画とぬいぐるみのクマ

妻が手術室から出てくるのを廊下で待ちながら、私は先ほど見た夢を思い返していた。〝賽の河原〟の言葉が脳裏に浮かんだ。そして、「そっかぁ。君だったんだ。そっかぁ。パパのところにも来てくれたんだ。良い子だね。パパ・ママのことを思ったら、ぼくはまだ生まれちゃいけないって思ったの？」。「でも、〝ぼく、ちゃんといる（いた）よ。ぼく、行くね〟ってご挨拶のつもりだったの？良い子だよ。君は良い子だよ」などと、この世で顔を合わせられなかった我が子に話しかけていた。ものすごく、愛おしかった。そして寂しかった。気分は父親であり、「有難う。優しい子だね。ごめんね。何もできなくて。君がママのお腹にいてくれたことすら知らずにいたものね。君はママの身体を、身を張って助けてくれたんだね。パパ、ごめんね。何も出来ずにごめんね。でも、パパのところにも来てくれたんだね。良い子だ。ありがとう……」と、名前がないので〝君〟としか呼びようのない我が子に繰り返した。

当然といえば当然であるが、妻のショックは私以上に大きかったようである。退院してからも、彼女が自分を取り戻すまでには結構な時間が必要であった。彼女は、一人にしておけない程に毎日よく泣いた（実際、私は職場である大学の研究室に彼女を同伴した期間があった）。泣きながら、〝遠くへ行ってしまった／母親として命を支えられなかった〟我が子への自責の念に駆られていた。食欲は戻らず、何事かにつけて生まれて来れなかった我が子と私に、「ごめんね」を口にした。また買い物に行けば、赤ちゃん用のお菓子やおもちゃを買い物バックに入れてくることをくり返した。一般的には、そのような買い物は無駄遣いの部類なのかもしれない。しかし、私には何もできなかった。妻の買ってきたカラフルなお菓子やおもちゃを見ながら、彼女の気の済むようにさせてやるしか術はなかった。毎晩、私の方が「今日は、もういいことにしよう。寝よう」と口に出さざるを得ないほどに繰り返される、溜息と涙交じりの〝自責の念〟、幼いも何も生命としての存在になりながら、遠くへ行かざるを得なかった〟我が子を案じての「今頃、何してるのかなあ／お腹、空かせてないかなあ／淋しくしてないかなあ」などと紡がれる〝想い〟を聴くことしか出来なかった。たまに伝えてはみる「僕の方に問題・原因があったのかもしれないよ」の言葉は、何ら意味をなさなかった。

そのような中、気晴らしになればよいと彼女を誘い『ＨＯＭＥ――愛しの座敷わらし――』（萩原浩原作／水谷豊・安田成美　主演、東映）の映画を観に行った。そして、それは多分に彼女を慰めた。

映画の舞台は、岩手県の山里である。誠実な故に会社を左遷され、それでも気持ちを取り繕う父親。継続するいじめの渦中にいて素直になれない長女。状況を理解出来ていない天真爛漫すぎる幼い長男。

痴呆の傾向が見受けられる祖母。家族を何とかつなぎとめようとする母親。気持ちがバラバラになりかけていた5人家族が引っ越した借家は、大きな古民家で子どもの幽霊が出る。はじめは、気味の悪さと怖さの中にいた家族は、それが間引きなどで生まれて来れなかった『座敷わらし（座敷ぼっこ）』と呼ばれる子どもの霊であり、自分がこの世で与えられなかった幸せをその家に運んでくるのだという言い伝えを地元の住人から教えられる。家族は、座敷わらしに『六ちゃん』と名前を付け、恐れの気持ちを親しみに変化させていく。そして、それを契機に家族は、いろりを囲み『六ちゃん』の話題を介しながら会話と温かさを取り戻していく。バラバラだった家族が、再び気持ちを分かち合う本当の家族に戻り成長していく、というストーリーであった。妻は、自分の胸に抱けなかった我が子と座敷わらしを重ね合わせて、温かく大泣きした。

映画のチケットには、隣接するゲームセンターの無料券が各々1枚ついていた。映画を観た後で、しばし余韻に浸りたかった我々は、何となく帰路に就く気になれずゲームセンターへ足を運んだ。けたたましい騒音の中、妻はクレーンゲームで〝水色〟の小さなぬいぐるみの〝クマ〟を釣り上げた。自宅に戻る車の中で、我々はそのクマに〝怜（れい）もどき〟と名をつけた。夫婦の会話の中で、もし男の子が授かったらと候補の一つに挙げていた〝怜〟をもじった名前であった。クマは、たまたま釣り上げられたものだったのであろう。そして、たまたま水色であっただけであろう。しかし、いったいどれだけの同じ型で色とりどりのクマが生産されているのだろうか……と思う。我々の手元に来たのは、〝怜もどき〟と名付けられた〝水色〟のその〝クマ〟であった。仏教的な感覚であろうか。このぬいぐるみのクマとの〝縁〟を感じるのはやぶさかであろうか。

（3）〝共に居る〟感覚とグリーフの終結

我々は〝怜〟の葬儀をしていない。お墓も作っていない。お墓は、作らないという以前に作れない。もちろんである。そこに納める遺骨も遺品もないのだから。もし仮に遺骨があったとしても、我々夫婦は彼をお墓には納めないのであろう。世間的には、逝った人に対して「葬儀をしてあげないと可哀想／成仏出来ない」「お墓に入れてあげないと……」などの考えのあることは承知している。しかし、何となく……。その儀式を執り行い（遺骨をお墓に納めた）途端に、〝怜〟が我々の元からいなくなり、俗な言い方をすれば〝あっち〟の世界、もう二度と戻って来れない所に行ってしまう気がするのである。我々夫婦は、〝怜〟はまだ赤ちゃんで小さいのだから。一人（独り）で〝あっち〟に行かせたら、それこそ可哀想と切なくなるのである。寺の御内儀でもある私の母は、「あっちに行ったって、先に行っている親戚だっていっぱいいるし。この子＝私の妹もいるし。〝コロ〟も〝キバ〟も、〝ワシ〟も〝どん〟（全てコンパニオン・アニマルとしての犬の名前）だっている。淋しくなんてないよ。面倒を見てもらえるし遊んでもらえるよ」と悲嘆から立ち直りきれていない妻を慰めたものであった。

母の言葉を優しさだと感じながら、それでも妻と私はこの手で抱けなかった我が子に対して、「〝怜〟

はまだ、〝あっち〟になんか行かなくていい。ここに居よう。パパとママと一緒に居よう」と思うのである。ただし、もし霊魂というものがあるならば、遺骨もない〝怜〟の魂が居場所のないままにその辺りを浮遊していたのでは、それも可哀想で忍びない。「一緒に居よう」の言葉が、単に我々夫婦のエゴイズムでしかなくなってしまう。そこで前述したぬいぐるみのクマである。老々介護が限界に達したと判断し、つい先日（この原稿を書いていた二〇一九年五月二四日）に我々は、私の両親を昨年建てた家に呼びよせ同居を始めた。目に見える家族が六人になった今も、〝怜もどき〟は、〝怜〟の魂の居場所・魂の化身としてリビングや食卓の椅子を一つ占有している。年老いた両親も、そのクマを静かに見守っている。

妻の復調には一～二年が必要であった。我々夫婦の悲嘆の終結は、死者へのとらわれからの解放を謳った従前のグリーフワークの考え方とは相入れない。今日的な悲嘆学を支持することにもなるが、〝怜〟とのつながり意識である〝共に居る〟感覚をもてたことで落ち着きを得たのである。

なお、偶然なのか単なる何らかの物理的な事情による現象なのか。それとも本当に〝怜〟の仕業なのか。〝怜〟が逝った後の一～二か月は頻繁に、我が家では理屈でどうにも説明しにくい事が起きていた。我々夫婦が寝室に移ると、誰もいないリビングやキッチンで〝カーン〟とか〝ゴトン〟とかと音がするのである。また、新聞紙やビニールの買い物袋などをくしゃくしゃにするような音がしたり、妻が怜にと買ったおもちゃが（勝手に?）音を立てて作動するのである。しかし、前述した『座敷わらし』の映画を観た影響もあるのかもしれない。それらの音は、我々夫婦に恐怖を引き起こさなかった。むしろ、抱くことのできなかった我が子が〝あっち〟に行かず、ここに留まり一緒に居るような感覚になり気持ちが温まった。それらの音がすると、我々夫婦の会話は、「怜が遊んでるよ」と音量を落とし柔らかい口調になったものである。

今でも、原稿を書く手を休めた夜中のお茶の時間に、寝室の布団の上を縦横無尽に移動しながら眠る二人の息子を妻と眺めながら（息子たちの寝相の自由さのために、我が家はベッドを使えない）、たまに聞こえる妙な音の方向に向かい「怜く〜ん。もう、夜中だよ。何やってるの〜?」などと話しかけるのである。

……このような現象も、物理学をはじめとする現代科学の理論を導入すれば、音の発生元や原因が特定されるのかもしれない。しかし、我々夫婦はそれを望まない。むしろ、原因不明の音を頼りに甦る、姿の見えない〝怜〟の存在を感じていたいのである

（4）トランスパーソナルな体験

私は、二〇一九年の三月に自分の意思で僧籍を離れた。〝葬式仏教〟と揶揄され、形骸化したように映る形式主義・権威主義の仏教。住職歴が六十年を超える父による、頑なな価値観の押し付けに気持ちがついて行かなくなっていたことなどからである（宗教とは、もっと形式に捉われず我々の心を支える

ほどの温かさを持つものであると思っていたいのである）。

そのように書きながらではあるのだが、私は幼い時から数多くの心霊現象？・また予知夢？のような体験をしてきた。直近の例でいえば二〇一九年二月二二日。実家である寺の本堂脇の部屋（曹洞宗では〝執中〟という）で、両親・本寺の住職・檀家総代とで、筆者が僧籍を離れること、それに伴い父が寺を出ることへの話し合いをしていた時の出来事である。本堂と我々が居た部屋の屋根だけに〝ザーっ〟と波打つような強く大きな音が流れ、建物が〝ガタガタガタガタ〟と大きく揺れた。それは一分も続いたであろうか。結構な長さの時間であったように感じられた。揺れが収まると、異様な空気ないし雰囲気を変えようと、檀家総代が「地震ですかねぇ」とスマートフォンで地震速報を検索するが、そのような情報は出てこない。電話をかける先々の近所の幾人かも「そのような地震はなかった」と首をかしげる。しかし、この現象が私の妄想や錯覚でないことは、その場にいた他の四人が証言してくれるはずである。そこにいた我々の結論は、「亡くなっている檀家さんが住職と若さんに、お別れに来られた」であった。

関連して、弟子のマールンクヤプッタから「覚者の死後はあるのでしょうか」と問われた釈迦はあえて答えなかった（無記）という。もしも私が誰かに同じ問いを投げかけられたとしたら、やはり同じ態度を取るのであろう。ただし、ここまで記してきたような体験をしてきたからであろうか、ＡＩ時代の言葉が頭の片隅をよぎりながらも、科学的に証明できないからと言ってあの世といわれる世界がないとは答え切れない気がしている。むしろ、我々夫婦の悲嘆が〝怜〟とのつながり意識をもてたことで落ち着いたことを踏まえると、彼が思い切り遊んでいる死後の世界（〝あっち〟かどうかは別として）が有って欲しいと願うのである。

2　理論的観点から捉える喪失体験とグリーフケア

（1）我が国の人口動向と喪失体験

前節の私的な例示を筆者の独りよがりに終わらせないためにも、「喪失体験」「死別」「グリーフ（Grief＝悲嘆・：本稿では、筆者の〝日本人としての感覚〟により単独でのグリーフの用語を前項に引き続き〝悲嘆〟と表記していく）」、そして「グリーフケア」を理論的に捉え直してみる。

今日の我が国は、「超」の字が付く少子高齢社会である。次に訪れる社会現象は、坂口（二〇一六）が述べるように『少誕多死』社会（もちろん、このような言葉があるわけではないし、多くの子どもの生まれる可能性が〇％というわけでもないのであるが）であろう。試算によれば、二〇三〇年には、一年間に亡くなる人の数が今日よりも約四〇万人多い、約一六〇万人になるとの見方もある。それだけ、悲嘆の数も増えるのであろう。加えて、昨今の我が国では、自死者が年間三万人を下回ったとはいえ、その水準で推移している。天寿を全うすることなく、まだ残されている命を自ら終結させる人に対する残された者の悲嘆は想像に難くない。

ちなみに、筆者は本稿で自殺の用語は用いず〝自死〟と表記する。その理由として、グリーフケアが遺族の心理的な援助として在ることを踏まえた時、残された人のショックや心理的な傷に配慮しなければならないことは必須であるからである。人の死については、自然死・突然死・事故死・病死などの用語があるのに対し、自らの命を絶たなければならなかった人の死についてだけは『殺』の漢字が当てられる。このことへの違和感と抵抗、残された人たちへのいたわりの表明である。今や、自死は個人的な問題ではなく社会的な問題であるとの捉えが主流になりつつある。その顕現化の一つが自殺対策基本法（二〇〇六／平成一八年六月二一日法律第八五号）の制定であろう。何らかの事情で、死を選ばざるを得なかった人、及びその命を授けた親をはじめ遺族に自殺＝自らを殺すという漢字は似つかわしくないと考える。なお、自殺とは銘打ってはいるものの、そもそも前述の法律が、人を自死に追いやるうつ病対策として成立していることにも注目する必要はある。

ところで、グリーフケアとの関連において、我々が体験する死には三つのタイプがある。一つ目は、新聞やニュースで報じられる、世界また日本のどこかで起こった事件・事故また災害などによる人の死である。我々の多くは、それらを「可哀想だなあ。悲劇だなあ」と思いつつも、どこか他人事として捉え悲嘆にくれることはない。二つ目は、自分の死である。多くの人は、自分の死に対して怖さや不安を感じはするものの、臨終の場でその感覚を保っているのかは不透明である。まして、自分が死んだ後で自分の死に悲嘆するのかも分からない。たまに「死の世界から帰還した人」がメディアに登場することもあるが、その人の体験が本当の死であったのかは不明確である。あえて記せば「死の淵から帰還する」ということは在り得る話である。しかし、「死の世界から帰還する」ことが在り得るならば、死の不可逆性は崩れることになる。それらの人たちは、〝臨死〟（＝前述の言葉を再掲すれば、死の淵）から命が助かったということなのではないかと思わなくもない。そして、三つ目が身近な他者の死であり、残された人たちに悲嘆をもたらす死である。ただし今日においては、核家族化や長寿化、病院や施設などでの死の増加により、我々は身近な人の〝死の瞬間〟に立ち会うことが少なくなっている（参照：後述　曖昧な死）。前述の通り宗教の形骸化もある。すなわち、本来の宗教がもつ崇高さや信念は空洞化の方向にあると感じられる。その中にあって、残された人はどのようにケアされていくのであろうか。

そこで、まず喪失（loss）について考察する。この用語の意味については、「それまで所有していたものや愛着を抱いていたものを奪われる、あるいは手放すこと」（Martin & Doka, 2000）や、安藤（二〇〇二）がHarverを紹介して述べる「人が生活の中で感情的に投資している何かを失うこと」などが知られている。また、精神分析学の視点から森（一九九五）は、小此木（一九七九）の「意識的また無意識的に自分が大切なもの、慣れ親しんだものとして取り入れているもの、自分の一部のように思っているもの」を失うことであるとの論述を引き、それらを五つに分類している（表3－1）。

表3-1　森（1995）による喪失体験の整理

分類	具体例
「人物」の喪失	肉親との死別や離別、親離れ、子離れ 失恋、親友との不和 友人、同僚、先生、隣人との別離
「所有物」の喪失	大切に持っていた物の紛失や損壊 ペットの死 財産、能力、地位
「環境」の喪失	故郷、住み慣れた家 通い慣れた学舎や職場、行きつけの場所 役割や生活様式
「身体の一部」の喪失	手足の切断、失明、失聴 脱毛、抜歯 身体機能の低下
「目標や自己イメージ」の喪失	自分の掲げた目標 自分が思い描く自己イメージ 自己のアイデンティティ、誇りや理想

出所）小此木（1979）や森（1995）を元に筆者が作成。

グリーフケアとの関連における喪失の下位概念として小此木（一九七九）は、自分の心の外にある人物や環境が実際に失われる「外的対象喪失」と、その人物の心の中だけで起こる「内的対象喪失」を指摘している。またRando（1993）は、喪失とは自体のあったものがもはや存在しない「物理的な喪失（physical loss）」に対して、人間関係の喪失や夢や希望の喪失など実体のないものを失う「心理社会的な喪失」（psychosocial loss）または「表象的な喪失」（symbolic loss）を提唱する。さらに、喪失の起こり方の別により「強いられた喪失」と「自分が引き起こした喪失」の区分もある（小此木、一九七九）。ちなみに、南山（二〇〇五）はBossによる、「曖昧な喪失」

（ambiguous loss）として誘拐され安否不明という者も含めた行方不明者という喪失、認知症や慢性精神病に侵された人の喪失などの論説を紹介している。いずれにしても、残された親しい者たちは、彼ら自身が〝小さな死〟とでも形容されるような悲嘆を体験することが多い。

（2）悲嘆（グリーフ）の起源――人間はいつから人間になったのか――

改めての記述になるが、一般に前項で例示してきたような「喪失に対する様々な心理的・身体的症状を含む、情緒的（感情的）反応」を『グリーフ（悲嘆：grief）』という。この用語の中には、悲しみ・怒り・憤り・自責の念など、様々な心理が交錯する。Griefの語源が、「重い」という意味を表すラテン語のGravisであることはよく知られているところである。そして、この言葉はフランス語を経由して、医学ないし心理学でも「心の重さ」として用いられるようになった（Burnell & Burnell 1994）。今日より四〇〇年近く前＝一七世紀には、悲嘆は患者を狂気させ死に至らしめる原因の一つとも捉えられていた（Archer. 1999）。すなわち、悲嘆とは他の感情を支配するほどの〝深刻な苦痛であり〟抑うつの原因であると考えられてきたと推察する。しかし今日では、井村・小此木（1970）がFreudによるうつ病と悲哀に関する一連の研究を基盤として述べるように、悲嘆の心理は死別を含む喪失体験から生じる正常な反応であるとする捉えが大勢を占めている。また、悲嘆の反応は極めて個人差があり、個人内においても時間と共に変容を遂げる。文化の違いにより表現の仕方にも差異がある。

さらに、悲嘆の地平には予期悲嘆（anticipatory grief）もある。この概念に言及した最初はLindeman（1944）とされるが、その後Aldrich（1974）が死別後の悲嘆と予期悲嘆の違いを整理している。さらに、予期悲嘆と死別による悲嘆の特徴（以下、カッコ内が悲嘆）を整理すれば、①患者＝死にゆく人と家族の両者に気持ちが悲嘆の感覚が共有される（死者が悲嘆の心理でいるのかは不明）、②死にゆく人の死により終わる（時間の際限は不明、もしくは際限がない）、③時間の経過とともに増大する（時間と共に減少する）、④周囲から否認される傾向がある（正常な心理状態として受け入れられる傾向にある）、⑤希望を含む（死者は戻らないという意味合いから希望はない）、などが挙げられる。ちなみに、Fulton（1987）は、「悲嘆には消費されるべき絶対量があり、予期悲嘆として死別前に悲嘆を先取りしておく人は死別後の悲嘆は軽減される」と述べる。確かに、死別の覚悟はある程度つくとは思われるが、悲嘆の量が減少されるという仮説はいかがなものであろうか。

ところで、いくつかの学術領域において、「人間はいつから人間になったのか」との議論がある。その中で、個人的な好みを示せば、筆者は文化人類学の視点を支持している。当該領域の主張によれば、人間はヨーロッパで約5万年前に生きたネアンデルタール人の時から人間になったという（NHK取材班、一九九四）。すなわち、彼らの暮らした洞穴を発掘すると、それまでの類人猿との違いとして、明らかに年老いた人や手足に障害を負った人の骨が出てくるという。また、ネアンデルタール人の墓を発掘すると、そこには人骨と共に食べ物や花の化石などが出てくるそうである。これらのことから文化人類学は、人類は他者に労りの気持=感情をもった時、死者を悼み思慕する悲嘆の気持ち（感情）をもった時に人間となったと結論付ける。悲嘆とは、人間にとって最も古く、また人間たる感情の一つであることに間違いはないであろう。

3　悲嘆を癒すケアの方法

（1）グリーフケアの操作的定義と概略

血縁があってもなくても、心理的に親しい存在を失った人は悲しいのである。つまり、悲嘆感情は、わが国で一般に呼称される〝遺族〟でなくても生じる感情である。鈴木（二〇一二）を借りてその心情を投影すれば、残された人は先に逝ったその人を「見たい。会いたい。聞きたい。触りたい。抱きしめたい……。しかし、それが出来ないと分かっているから切ない。夢で良いから現れてほしいと願いながら、出てきてくれないから淋しい。夢に現れてくれれば、嬉しいのだけれど朝起きるのが辛い。忘れて楽になりたい。でも、忘れられないから苦しい。また、忘れることに罪悪感が募る」ということであろう。理屈では分かっているが、気持ちがついていかない（来ない）アンビバレントな心理的状況である。特に、生活を共にしていた親しい他者に対しならば、「あの時、自分は精一杯のつもりであったが……、もっと何かできたのではないか」という後悔に苛まれることがある。人間は、理性の動物であると同時に感情の生き物でもある。

ところで、グリーフケアとはグリーフカウンセリング（Graef Counseing）ないしグリーフセラピー（Greaf Therapy）の総称である。その中で、筆者が、グリーフケアの基礎として想起する二つを例示したい。

一つは何年前かも定かでないが、ＮＨＫが成人の日に合わせて放送していた『青年の主張』での発表＝主張である。演台にたった発表者（正確には二十歳になっていない女性）が、「泣きなさい！泣くことは決して恥ずかしい事じゃない。人間は誰でも泣くことで人生を始めてきたのだから……」と主張を始めた。彼女は、継続するいじめで傷つき、しかしそれを誰にも言えず自死さえ考えたという。それを知った母親が彼女にかけた言葉だという。彼女は、母親の前で泣いて泣いて、泣くことで自分の気持ちを表現し、少しだけ癒され、先生に自分がいじめられていることを話す勇気を得たという。

もう一つは仏教の逸話である。我が子を失い悲嘆にくれる母親に対し釈迦が、「まだ誰も死者を出したことのない家から、芥子の実をもらってきなさい。そしたら、私がその子を生き返らせてあげよう」と言ったという（中村、一九八二）。母親はその言葉に縋り、懸命に一人も死者を出していない家を探し回る。しかし、訪れる家々からは「否」の返事が返ってくる。当然である。その家の系譜を遡れば、先祖の全てが生きている家などないのであるから。そこで、その母親は〝人は死ぬ〟ということ、悲嘆は自分だけにあるのではないということを悟り（知り）癒される。

上述で示した両者は、グリーフケアの具体的方法論を示唆しているように思われる。前者は、自己開示の重要性と有用性である。前出の鈴木（二〇一一）は、「残された人は、泣きながら、語って、語って、語り尽して、語り尽したと思った悲嘆がリフレインするために、また語って……。逝った人を思い出すことが思い出になり、その思い出を語ることが思い出になるまで語って……。それでも残された人が明るくなることはない。ただ、それでも自分は生きていかなければならないと、ふと気づいてくれるだけである」と語る。悲嘆を癒すには、その悲嘆を自己開示するよう促すことが有用なことを示している。そして、残された人が自己開示するためには、当然のことではあるが、その自己開示を受け止め聴いてくれる人、一緒に居てくれる存在が重要である。

後者については、それが今日的な用語でいう認知行動カウンセリングに通ずる。カウンセリングは、一般にクライアント（相談者）の感情を対象として関わり、その相談者の行動変容を促す実践である（国分、2009）。行動は感情に付随して生起する。カウンセリング領域では、クライアントに前向きな行動を促すためには、その人の気持ちを前向きにする必要があると考える。ただし、周知の通り人の感情を他者が変えることは極めて困難である。人は好きな人を嫌いになれと言われても、また逆に嫌いな人を好きになれと言われても、容易にそれが出来ないことからも理解されると思われる。悲嘆の中にいる人にしても、周囲から「元気を出して」などと言われても、そう易々と元気になれることはない。感情とは、極めて主観的で個人内部から生じる心理作用である。そこで、感情はどこからどのように生じるのかという話になる。感情は、認知＝物事の見方・捉え方、またそのベクトルの方向により規定される。悲嘆の中にいる人の認知を変える手伝いならば、ともするとケアする側の我々にも可能なのかも知れない。悲嘆の中にいる人というのは、逝った人への想いが強いが故に、物事を捉える際に一方向からの見方にこだわることが多い。他方、人は信頼する他者の言葉を受け入れる傾向をもつ。悲嘆の中にいる人にとって、信頼する他者が話を聴くことで悲嘆の感情を和らぎ、言葉をかけられることで別の方向での認知と感情が生じ、何らかの異なる方向での行動が生じる可能性のあることを意味している。前述の例に戻れば、子どもを失った母親には、釈迦の言葉＝刺激に救われるかもしれないとの認知（＝捉え）が生じ、一縷の望み（＝感情）が生起し、自ら誰も死者を出したことのない家を探すという行動を生じさせたことになる。結果として、そのような家は見つからなかったわけであるが、その母親の認知はそこでもう一度新たな方向へ転換する。悲嘆は自分だけにあるものではないという気付きである。繰り返すが、その際に有用なのは信頼出来る他者の存在である。

4　グリーフケアを支えるビリーフと今後の課題

グリーフケアは、まぎれもなくスピリチュアルケアに含まれる一領域である。すなわち、このケアは死の臨床に係わり悲嘆の状況にある人への魂のケアであるという意味である。グリーフケアを支えるビリーフとは、様々な表現の仕方があるのであろう。しかし、その最大公約数としてのビリーフは

〝命への尊厳と慈しみ、残された人の命を支えようとする意思〟なのであろう。筆者の研究領域である教育カウンセリング心理学の視点による言葉で表現すれば、悲嘆の中にいる人に対し、〝Being-in（共にある）、Being-for（その人のために）、Being-with（自他の区別をつける）〟のマインド（国分、2009）をもつことである。なお、三つ目のBeing-withは、ケアを行う側が悲嘆の感情に巻き込まれないために、すなわちミイラ取りがミイラにならないために必要なビリーフである。

親しい他者との死別体験は、残された人に経済的な支えを含む社会的苦痛や寂しさや心細さなどの心理（精神）的苦痛と共に、言葉では言い尽くせない〝スピリチュアルペイン（spiritual pain：魂の痛み）〟を引き起こすことが多い。その痛みは、残された人の宗教的思想を背景とする生きる上でのビリーフ（個人的ないし社会的存在として自身が生きるための哲学と信念と方向性）＝魂を損傷することから、残された人に実存的空虚感をも引き起こしてしまう。

しかし、それでも残された人は生きていかなければならない。その際、林（二〇〇三）が述べる「人が人として生きようとする心（中略）人として生きる支えを求める心」に寄り添う実践が、グリーフケアなのであろう。したがって、繰り返しを含むがケアの担い手には、何よりも命に対する尊厳と畏敬の念、残された人を〝裏表なく〟〝損得勘定なく〟慈しむ気持ちと態度が求められる。それらの要素を一言で示せば、〝愛〟ということにもなろう。筆者は、授業などで愛について解説する際に、恋と愛の違いを引き合いにすることがある。茶化しのつもりもないのであるが、「全ての恋は下心（伝わっていただけている通り、恋の漢字は下に心がくる)。しかし、愛は真ん中に心がある」ということである。愛をもってケアを実践するという事は、真心をもってケアの対象に向かうことと同義である。その時、ケアする側はケアされる人にとっての優しい心の拠り所(心のふる里)になっていく。優しいとは、人が憂いること。人の憂いが解ること。また憂いている存在の傍らにいる人と書く。また、そのような純粋性のある心でケアすることで、ケアする側とされる人の心が結ばれる。ケアする側とされる人の心と心が結ばれた時に、悲嘆の中にいる人は、本当の意味でケアされたことになるのではないかと思われる。

ちなみに、筆者の研究領域であるカウンセリング心理学からの用語でいえば、その実践は受容・共感・自己一致の態度によるケアということになる。筆者は、それぞれの用語について、以下のように理解している。

受　容:一般的には、相手の「在るがままを受け入れる」こととして伝わっている用語である。筆者なりに補足すれば、それは①相手に対して先入観をもたず、②悲嘆の状況に良い悪いの評価をせず、③こちらの価値観を押し付けず、④ただ、ひたすらに相手の悲嘆を〝解ろう・解ろう〟と正面から関わる事である。ただし、それは迎合とは異なることに注意が必要である。

共　感：一般的には、「その出来事や気持ちが、あたかも自分に降りかかってきたことのように受け止める事」こととして伝わっている用語である。筆者なりの表現をすれば、相手の心のフレームに従って物事を捉え感じてみる事である。ただし、それは同情とは別物であることに注意が必要である。

自己一致：一般には、「自分と自分が一致していること」として伝わっている。換言すれば、自分が自分に嘘をついていないことであり裏表のない態度のことである。ただし、それは頑固とは別物であることに注意が必要である。

最後に、ここまで述べてきたような受容・共感・自己一致の態度で「命に対する尊厳と畏敬の念、残された人を〝裏表なく〟〝損得勘定なく〟慈しむ気持ちと態度（再掲）」は、どこ育成されるのかという課題を掲げておきたい。前述の通り、筆者の研究領域は教育カウンセリング心理学であり、加えて記せば学校教育臨床学である。今後の課題とは、いみじくも教育人間学から提出される「（子どもの）人格の完成を期して」日々実践されているはずの学校教育の実践が、子ども達が出くわす人生の問い（＝心の痛み／魂の痛み：スピリチュアルペイン）に応えきれていないのではないかということである。他者の悲嘆に寄りそう実践は、身近な問題で捉え直せば、いじめ問題により自死念慮に駆られる被害児童生徒の気持ちが解れるかということを突きつける。そして、こじつけに聞こえるであろうか？

しかし、グリーフケアの対象の中には、いじめを受けて自死した子どもの遺族が含まれる。他者の心の痛みへの理解を深めることは、いじめ問題の数を減少させ、いじめにより自死する子ども数を減らせることに繋がり、結果としてこの問題での残された者の悲嘆の数を減少させられることに繋がるのではないかと考える。今後、教師の感性を含むことにもなるが、他者の心の痛み／魂の痛みを感じ取れる感覚（感性）は、今日の社会のどこで養われるのであろうか。これは、まさしく現代教育課題の一つであると思われる。

参考文献

安藤清志監訳（二〇〇二）悲しみに言葉を：喪失とトラウマの心理学。／Harvey, J. H（2000）Give sorrow words: Perspectives on loss and trauma. Philadelphia: Brunner-Routledge

Archer, J（1999）The nature of grief: The evolution and psychology of reactions to loss. London: Brunner-Routledge

Fulton. R（1987）Unanticipated grief. In C. A. Corr & R. A. Pacholski（Eds.), Death: completion and discovery (pp.49-60). Lakewood, OH: The Association for Death education and counseling.

長谷川浩・川野雅資監訳（一九九四）死別の悲しみの臨床／Burnell & burnell, G. M., & Burnnell, A. L.（1989）Clinical management of bereavement: A handbook of healthcare professionals. New York: Human Sciences Press

林えり子（二〇〇二）マイ・ラスト・セレモニー。集英社インターナショナル

井村恒郎・小此木啓吾訳（一九七〇）悲哀とメランコリー。フロイト著作集、第6巻、人文書院、一三七―一四九

国分康孝（二〇〇九）教育カウンセリング概説――子ども達の発達課題を解決し成長を援助する――。図書文化

Lindeman, E (1944) symptomatology and management of acute grif. American journal of Psychiatry, 101, 141-148

Martin, T. l., & Doka k. J (2000) Men don't cry……women do: transcending gender stereotypes of grief. philadelphia: brunner/Mazel

森　省二（一九九五）子どもの対象喪失――その悲しみの世界――。創元社

南山浩二（二〇〇五）「さよなら」のない別れ　別れのない「さよなら」――あいまいな喪失――。学文社／Boss, P (1999) Ambiguousloss: Learning to live with unresolved grief. cambridge, MA: Harvaduniversity press.

中村元訳（一九八二）尼僧の告白テーリーガーター。岩波文庫

ＮＨＫ取材班（一九九四）脳と心――ＮＨＫサイエンススペシャル・驚異の小宇宙・感情――。ＮＨＫ出版

小此木啓吾（一九七九）対象喪失。中公新書

Rando, T. A (1993) treatment of complicated mourning. Champaign, IL: Research press

坂口幸弘（二〇一六）悲嘆学入門――士別の悲しみを学ぶ――。昭和堂

鈴木康明（二〇一一）大会準備委員会企画特別シンポジウム　震災カウンセリングを考える――震災児童生徒の心のケアに焦点を当てて――。日本カウンセリング学会第44回大会発表論文集、23 関連配布資料

コラム 3

being再考

戸田弘子

beingが「臨床」の根幹概念である、との確信はある。だが未だこれを如実に書き言葉として定位できないでいた。この度、being再考のよき機会を与えていただいたものと思う。

「臨床」あるいはわたくしにとってその同義語であるbeing、その実践を語ろうとする際にまず、ゲルトルート・シュビングの名が浮かぶ。彼女の書（一九四〇）には、もう三〇年ほど前になるだろうか、「臨床心理学」ならぬ「臨床」へと導きをいただいた井上亮の研究室で出会った。翻訳が出た一九六六年時点で、すでに訳者小川信男は本著を古典と呼んだ。にも関わらず、サリヴァン、セシュエ、神田橋、中井（久夫）…と、井上に導かれ読み漁った著作群の中でも、シュビングの臨床体験記は殊の外、女人のすなる「臨床」への憧憬が優れて励起される書であった。シュビングが述べた〈母なるもの〉とは、ロジャースに先んじての共感能力の重視、他者の状況への直感的理解そして〈常に準備して控える〉ことである。

先日、看護「士」資格を有する大植崇先生の自験例をうかがう機会があった。彼は、病棟内で対応困難とされた一人の高齢女性への心理士としての関わりを託され、心を閉ざすそのひとの傍に、黙してそっと座り続けた。いく回かを経て譫妄由来の趣意ではあれ僅かに言葉が交わされ始め、さほど経たないある日、患者さんは「もういいよ……あっちから赤ちゃんが来てくれるから」と言った。刻限が訪れ大植先生は「来週また」と床の傍を辞した。その約束の日を前に、この女性は亡くなられた。生死の〈間〉あるいは不分明な時と場に、〈ただ共に在ること〉もまた「臨床」なのだ。

さらにbeingへの思いを巡らしながら、この国初の心理専門職国家資格名称から「臨床」が喪われたことへの複雑な心持ちを整理しきれずにいたとき、SNSで舟木徹男さんのこの文に出会う。「……禅者が座禅を組んで三昧境に入ったり、カウンセラーや精神科医が患者の話の波長に合わせて自分の精神をうまくチューニングしているときなどは、能動的な受動というか、表面的には動きが無いように見えても何かがとてもダイナミックに活動しているのではないか、動作動詞としての「待つ」とは、そういうことではないか……」。

舟木さんのお陰で、beingとwatingとの密な関係に気付けた。これに惹かれ、二〇年ほど前に某市適応指導教室（地方自治体設置の不登校生徒児童通所施設。現在は「教育支援センター」と改称）で、傍に居た少女のことが想われた。彼女が標榜する「趣味」は、国語辞書や事典類を最初の項目から読むこと、だった。ある日、九〇〇頁に及ぶ『神話・伝承事典』をわたくしの傍で終日かけて目を通し続けた彼女は、別室での集団活動から戻った往き還りを共にする少女に「今日は何もできなかった」と告げた。

義務教育課程終了に伴う「教室」の卒業が目前となる冬のある日、彼女は「何か、読みたいんです」と言った。わたくしは私物の岩波文庫完訳版『モンテクリスト伯』を選び、彼女が一巻を読み終える毎に次の巻を渡した。彼女は、そして、全七巻最後の一文「待てしかして希望せよ！」に至る。その後、家庭の事情から向学の意思が叶えられることなく夜学に進んだ彼女は、常に最前列で熱心に授業に臨み、著名大学二部に進み哲学を専攻したと伝え聞く。

教育委員会の一部局である適応指導教室は、教育指導（doing）を専らとする「教育」の現場でありながら、beingとwaiting（doingを内包するbeing）の現出する場となり得る。この少女と出会った教室は当時五基の箱庭を有し、箱庭療法を治療・支援の主な装置としていた。シュビングが統合失調症患者への治療姿勢を言語化した〈母なるもの

Mütterlichkeit〉。箱庭を護る〈場〉は、これと同じ名で呼ばれてきた。

近年、beingとケアの篤い連関を指摘したのは、精神科医であり医療人類学者のアーサー・クラインマンである。彼のケア論はその調査姿勢に通底する。つまり、調査を行う側と受ける側は互恵関係にあるとの認識だ。「現前性すなわち機械的にそこにいるのではなく人としてそこにいる……、こころを込め全身全霊でそこに参与する……、患者に良くなってもらいたいと願いながらそこにともに在るということができる……（二〇一五、一〇六頁）」ケアは、近代医療現場にありがちな非対称性を超える互恵的交流である。この在り方beingは、臨床また調査研究における枢要な指針を示している。彼はヴェーベルを参照した文脈で「（医学用語や診断名という）分類がひとつの鉄の檻になる……医療化、精神医学化、疾病化、精神病化……は、かつて社会問題や宗教問題として捉えられていた現象を医療問題に変え……それによって、社会的な解決策ではなく技術的な解決策をそこにもたらそうと」し、また「政治暴力に起因するトラウマを、個人の感情と記憶の問題としてのみ捉えると、政治暴力を引き起こす元凶とその結果への介入の余地をなくしてしまう（クラインマン、二〇〇六、二四二頁）」と、ケアを共同体の課題として明確に捉えている。

クラインマンのbeingの互恵かつ対等性は、昨今一時話題となったオープン・ダイアログ理念に通じる。彼は「一貫して非専門職の人々のケアへの関与を強調」したと『病いの語り』（一九八八）の共訳者江口は評している（前掲書、二〇一五、一五四頁）。シュビングが患者との対話、呼びかけにwir、unsを用いることは、オープン・ダイアログの基盤に通じる。する側・される側の分断に依る「支援者」の〈支援という名の支配〉への気づきとそれを超える〈母なるもの〉こそ、beingの現れの一つである。

以上、beingを①母なるもの ②待つこと（受動の中の能動）③専門職の鎧となる分断を超えること ④臨床の現前性 を手掛かりに語ろうと試みた。

ところで、わたくしのセラピストモデルは、ある意味ステレオタイプな〈ねこ〉である。ねこは捕食動物だから〈待つ〉ことに長けている。ただし〈ねこなるもの〉は果たして具体的な目的を抱きつつ待るのか。幾許かの利得志向はヒト側の投影で、ねこなるもののbeingとは似て非なるものかも……というのも、わたくしの「投影」のfusionであるのだが……。

参考文献

Kleinman, A.（2006）. What Really Matters: Living a Moral Life amidst Uncertainty and Danger, Arthur Kleinman, Oxford University Press,『八つの人生の物語』皆藤章監訳・高橋洋訳、誠信書房

Kleinman, A.（2015）.「第二章 不治の病を生きる人へのケア」『ケアをすることの意味 病む人とともに在ることの心理学と医療人類学』皆藤章編／監訳編著・アーサー・クラインマン・江口重幸、誠信書房

Schwing, G.（1940）. Ein Weg Zur Seele des Geisteskranken, Gertrud Schwing, Rascher Verlag, Zürich,『精神病者の魂への道』小川信男／船渡川佐知子訳、みすず書房

Seikkula, Arnkil（2016）. Dialogical Meetings in Social Networks, Karnac Boods Ltd.,『オープン・ダイアローグ』高木俊介／岡田愛訳、日本評論社

第4章　カルマ・ヨーガと無心のケア

中川吉晴

はじめに

鈴木大拙は「無心」について、つぎのように述べている。

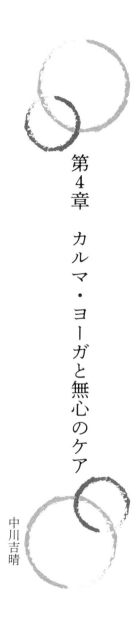

「我」というものをもちながら、我は我、人は人ということがありながら、そこに人も離れ、我も離れたところの世界を見るということにしなければならないのである。そこに初めて無心の体得があるわけである。そしてこの無心の世界から、今度改めて「我」の世界、他人の世界、仏教で言うところの差別の世界が出て来なくてはならぬのである。（『無心ということ』一九三～一九四頁）

これにならえば、無心のケアとは、いったん個の世界から離れて無心を体得し、そこからまた「差別（分離）の世界」にもどってくるものということになる。無心は、東洋思想の伝統では、アートマン、ブラフマン、空、真如、無、一心、無極、道、絶対無、ゼロポイントといったさまざまな概念で呼ばれてきたものと同等の根源的次元にあると考えられる。無心のケアは、根源的次元にある無心を軸とした往還の動きをふくんでいる。つまり、意識と存在の根源に立ちもどろうとする動きと、そうした地点から現実世界にあらわれ出てくる動きの両方をふくむのである。これは東洋思想の基本構造であり、無心のケアにおいても、そうした動きが存在していると考えられる。

無心のケアが現実世界にあらわれるとき、それは、たとえば林信弘のいう「無の愛」という形をとる。

> 無の愛とは、無の意識に徹するなかで、一方では他者のなかに我が生き、我のなかに他者が生きる自他合一においてあるとともに、他方では他者は他者、我は我の自他分離・自他独立においてありつつ、可能なかぎり利己心の克服に努めることによって、我も生かし他者も生かすことである。（『無の人間学』四七頁）

自他合一と自他分離という矛盾するあり方が「無の意識」を媒介とすることによって同時に成り立っているのが無の愛である。すなわち、無心のケアにおいても自他合一と自他分離が同時に起こるということである。では、それはいかにして可能になるのだろうか。

本章では、無心のケアを見ていくうえで、東洋の叡智の伝統のなかから、とくに「カルマ・ヨーガ」をとりあげることにする。インドのヒンドゥー教の伝統では、「カルマ」とは「行為」を意味し、カルマ・ヨーガは行為へのかかわり方の変容をとおして解脱に至るという道である。ケアの実践は多くの局面で必然的に行為を伴うものである以上、カルマ・ヨーガの観点から無心のケアについて考察するのは意味のあることだと思われる。ケアの議論のなかでは、「行為」(なすこと) よりも「存在」(あること) の方が重視されているように思われるが、カルマ・ヨーガでは、行為か存在かという二者択一は生じない。そこでは、最終的に行為と存在が二分されることなく統合されることになる。

1　『バガヴァッド・ギーター』におけるカルマ・ヨーガ

カルマ・ヨーガは、ヒンドゥー教を代表する聖典である『バガヴァッド・ギーター』のなかで説かれている。世界最大の叙事詩と言われる『マハーバーラタ』は、クル王家の同族間の戦いを描いたものであるが、その第六章に挿入されている『バガヴァッド・ギーター』(全一八章七〇〇連の詩節からなる) は、まさに戦闘がはじまろうとする場面を舞台としている。そこでは、ドリタラーシュトラ王の百王子を中心とする軍と、ドリタラーシュトラ王の弟パンドゥ王の五王子を中心とする軍が対峙している。物語の主人公のアルジュナは五王子の一人で、勇猛な戦士として知られた総大将である。アルジュナは戦闘に先立って、彼の御者にして神であるクリシュナに命じて戦車を両軍のあいだに引き出し、自分の親族や友人たちが両軍に分かれていることを目の当たりにする。そして突如、悲痛な思いと恐怖に襲われ、これから起ころうとしている争いに対して戦意を喪失する。『バガヴァッド・ギーター』はここからはじまり、アルジュナとクリシュナの対話によって進んでいく。そのなかでクリシュナはアルジュナに対して、神の立場から教えを説いている。

クリシュナはつぎつぎに理由をあげて、アルジュナに戦うことを求めるが、そのなかのひとつとして語られるのがカルマ・ヨーガの教えである。『バガヴァッド・ギーター』は、とくにカルマ・ヨーガとバクティ・ヨーガ（神への信愛の道）を強調することによって、人生をまったく新しい視点から見ることを可能にしたのである。カルマ・ヨーガは最終的にバクティ・ヨーガと結びつけられるが、『バガヴァッド・ギーター』が世界へと広がっていくなかで、行為や仕事を問題にしているということから、カルマ・ヨーガは広く注目されてきた。なお『バガヴァッド・ギーター』はクリシュナへの信愛を強調することによって、クリシュナ信仰の聖典となっており、またさまざまなヨーガをとりあげていることから、ヨーガの聖典と称されている。

カルマ・ヨーガの教えとは、行為をなすにあたって、行為の結果を動機とすることなく行為に専心せよというものである。カルマ・ヨーガにおいて行為は束縛となることなく（業＝カルマを生みだすものではなく）、したがって輪廻をもたらすことなく、反対に解脱（モクシャ）に至るものとして位置づけられる。『バガヴァッド・ギーター』のなかでは、「結果を期待せずに働くことによって／君はカルマから解放されるのだ」（第二章三九節、『神の詩――バガヴァッド・ギーター』田中嫺玉訳、四三頁）と言われる。つぎの一節は『バガヴァッド・ギーター』のなかでも、カルマ・ヨーガの原理を述べたものとして有名である（以下、節と頁数のみを記す）。

君には　定められた義務を行う権利はあるが
行為の結果については　どうする権利もない
自分が行為の起因《もと》で　自分が行為するとは考えるな
だがまた怠惰におちいってもいけない（第二章四七節、四六頁）

行為をしながらも、特定の結果を期待せず、何が起ころうと成功や失敗といった判断をせず、それらを平等に見て執着することなく、行為をただ行為のためだけになすのである。

アルジュナよ　義務を忠実に行え
そして　成功と失敗を等しいものと見て
あらゆる執着を捨てよ
このような心の平静をヨーガと言うのだ（第二章四八節、四六頁）

そのとき行為は束縛となることなく、業（カルマ）を生じさせることはない。
知性《ブッディ》が真理《かみ》と合一した人は
行為の結果を捨てることによって
生と死の束縛から解放され
無憂の境地に達するのである（第二章五一節、四七頁）

ヒンドゥー教では、解脱に導く道がいくつも示されているが、（出家のような形で）日常の仕事や行為を離れることのできない大半の人たちにとって、行為が解脱につうじているというのは非常に意味のある教えであった。

2　メロドラマから抜け出す

カルマ・ヨーガからケアについて考えていくために、ラム・ダス（Ram Dass, 1931-2019）による『バガヴァッド・ギーター』の解釈を手がかりにしてみたい。ラム・ダス（本名リチャード・アルパート）はハーバード大学教授を辞した後、インドを旅し、聖者ニーム・カロリ・ババ（Neem Karoli Baba）のもとで修行をした。その後、彼はアメリカにもどり、精神世界の指導者として長年活躍した。インドでのことは有名な『ビー・ヒア・ナウ』のなかに書かれている。アメリカにもどったラム・ダスは、一九七四年の夏、チベット仏教の師であるチョギャム・トゥルンパ（Chögyam Trungpa）がコロラド州ボールダーに創設したナローパ学院（現在はナローパ大学）で「バガヴァッド・ギーターのヨーガ」と題する講義を行なった。

ラム・ダスは、その講義録である『神への道――「バガヴァッド・ギーター」を生きる』のなかの、行為について述べている箇所で、「定め」（ダルマ）を果たすという点をとりあげ、与えられた役割（仕事）に専心する人に見られる充足感や平静さに注目している。これに対して、西洋社会では、そうした行為の質はほとんど得られないという。それは、人びとがあまりにも自分の「メロドラマ」にとらわれているためである。

私たちはみんな、あまりにも自分のメロドラマに巻き込まれており、せわしなく自分が演じ手であると思い、自分がそのすべてをやっているのだと思っている――だが実際には、すべてただこの法則的なことが生じているにすぎない。なんと奇妙なことであろうか。（*Paths to God: Living the Bhagavad Gita*, p.63　強調は原著者、以下同様）

ここでいうメロドラマとは、「私」（自我）という「行為者」（doer）によって行為がなされ、行為の結果はそのまま「私」の評価にかかわってくるという思い込みである。このとき行為者は、他者から分離した行為主体として意識される。メロドラマのなかでは、人は自分の行為がどうなるかを心配し、その成功を望み、失敗を恐れる。たえず行為のなかにマインドが入り込み、それを評価し、非難し、他者を意識する。多くの場合、行為はその行為のためにあるというより、それをつうじて他者の承認や賞賛を得るための手段になる。行為は自我へと関連づけられ、自我をめぐるメロドラマの文脈のなかで展開される。これはケアの行為においても言えることであろう。

ラム・ダスは『ハウ・キャナイ・ヘルプ』（ゴーマンとの共著）のなかで、他者を援助する行為についてくわしく論じているが、援助する側が「援助者」という行為者に同一化することによって、援助が阻害されるという。援助活動を妨げる内的要因となるのは、援助者というセルフ・イメージへの同一化である。それによって、他者は援助される側として固定され、両者のあいだには区別と対立が生じる。こうして援助的関係はしだいに「援助の牢獄」と化していく。これは援助過程におけるメロドラマである。私と彼らが互いにイメージによって固定されると、そこに変容や癒しは起こらなくなる。それゆえ、ケアリング関係の枠組が固定化されると、それ自体がケアを阻害するという事態が生じかねない。

これに対して、援助者（行為者）にまつわるメロドラマを抜け出し、行為に専心するとき、行為はそれ自体の法則にしたがって生じているだけになる。完全な行為のなかでは、メロドラマの主体である行為者は姿をあらわさないため、結果に執着することもない。『バガヴァッド・ギーター』では、つぎのように述べられている。

仕事の結果に全く執着しない人は
常に楽しく　自由自在である
あらゆる種類の活動をして
しかも無活動　無業報である（第四章二〇節、八一頁）

活動が起こっていても、その起因となる行為者は存在していない。むしろ行為は諸条件の重なり合いのなかで生じるのである。しかし私たちは、たえず自分を行為者とみなし、行為の主体であると思い込んでいる。たしかに行為者という自我意識はいつでも行為のなかに入り込んでくるが、それが行為の主体なのではない。

ラム・ダスは、カルマ・ヨーガでもっとも大切なことは「行為者」から抜け出すことだという。「あなたは、自分を行為者だと思うことなく行為する。行為はあなたをとおして起こるが、あなたがそれをしているのではない。あなたはそこから抜け出したのだ」（*Paths to God*, p.67）。実際、行為者が行為をなしているのではなく、行為はただ起こっているだけである。

よく見なさい――あなたは何もしていないのだ。あなたがしていると想像するのはひとつの妄想である。あなたは行為者ではない。起こっているのは、あなたをつうじて働いている何百万という法則の総和だけである。（同書 p.67）

ラム・ダスは、師であるニーム・カロリ・ババの教えにしたがって、献身や奉仕（セワ）を自分の道とし、受刑者やエイズ患者への援助を行なってきた経験から、奉仕や援助の活動をカルマ・ヨーガにふさわしい道とみなしている。

このスピリチュアルな道は、変容のための手段（vehicle）として、私たちの行為そのものを利用する。すなわち、私たちは外的な行為をとおして内的な自由を得る。……すべての行為が潜在的には行為の道に役立つが、この道にもっとも容易に結びつく行為は、しばしば奉仕の道である。
（*Compassion in Action*, p.134）

ただしこれは、他者への援助や奉仕をたんに自己の解放のために利用するという意味ではなく、むしろ本来的には、援助や奉仕の質を高めるためにカルマ・ヨーガのような取り組みが必然的に求められるという意味で理解されるものであろう。とはいえ、奉仕の道とカルマ・ヨーガはどちらが先というように判然と切り分けられるものではなく、一体化し、循環しているのも事実である。「私たちは、他者を助けるために、自分自身に働きかける。そして私たち自身に働きかけるための手段として、他者を助ける」（*How Can I Help?* p.227）。

3　行為の本質

『バガヴァッド・ギーター』によれば、行為はプラクリティ（原質、物質自然）を構成している三つのグナ（要素）の働きによって生まれるものである。『バガヴァッド・ギーター』の背景にあるサーンキヤ哲学では、存在は霊的次元であるプルシャ（アートマンに比すべきもの）と、物質的次元であるプラクリティとからなり、プラクリティはサットヴァ（純質）、ラジャス（激質）、タマス（暗質）の三つのグナからなっている。サットヴァは光輝や清らかさの質を、ラジャスは欲望や激情の質を、タマスは迷妄や無知の質を意味する。諸活動や行為はこれら三つのグナによるものとされる。

物質自然《プラクリティ》の三性質《トリグナ》による活動を
我執の雲におおわれた魂は
自分自身が活動しているものと錯覚し
『私が為している』と思いこむ（第三章二七節、六五頁）
だが剛勇の士よ　真理を知った人は

感覚が対象を求め　また満足するのを
物質自然の三性質の作用だと徹見して
決して自分の仕事に執着しない（第三章二八節、六六頁）

肉体の町に住む主人公は行為せず
また人々に行為させることもない
故に行為の結果を生むこともない
活動はすべて物質界の自然性《グナ》が演ずるのだ（第五章一四節、九五頁）

行為はグナによって生じるのであり、行為者がそれを引き起こしているというのは誤った思い込みである。行為者意識がなくなれば、そこに行為が起こっていても、誰も行為していないということになる。

ヨーガの教えを体系化したことで知られるスワミ・ヴィヴェーカーナンダ（Swami Vivekananda）は、カルマ・ヨーガに関して、世界はいつもそれ自体で完全であり、私からの助けなど必要としていないという点を強調する。

仕事をするさい私たちは決してこの宇宙のなかで、いささかでも何かを助けることができるなどと思ってはならない。それはできないのだ。私たちはただこの世界という体育館のなかで自分自身を助けているにすぎない。これが仕事の正しい態度である。（*The Complete Works of Swami Vivekananda*, Vol. 1., p.106）

このような態度で仕事をするとき執着心は減っていく。ヴィヴェーカーナンダも善行を勧めているが、それは相手ではなく自分自身を助けることになるからである。「世界は、あなたや私の助けなど待っていない。それでも私たちは仕事をし、たえず善行を積まなければならない。なぜなら、それが私たち自身への恵みだからである。それが、私たちが完全になれる唯一の道である」（同書 p.77）。世界はすでに完全なものである以上、私たちは無私なる態度で「自己滅却」して善行を積むことが大切なのである。

二〇世紀を代表するインドの神秘家ラマナ・マハルシ（Ramana Maharshi）も『バガヴァッド・ギーター』に関する質問に答えて、クリシュナの教えの核心は行為者意識を取り除くことであると答えている。

あなたの親族の殺害をするのは、あなたの身体である。あなたは身体なのか。いやそうではない。それならなぜ、あなたはそれに束縛されるのか。そのような考えを放棄しなさいとクリシュナは言ったのだ。これが意味するのは、クリシュナはアルジュナになすことを求めるが、それをなしているのは彼であるという感覚を捨て去るように求めているということだ。個人が努力すべきは、このことである。自分が身体であるとか、ないとかという感覚は、自分自身の無知からくる。ただそうした感覚を捨て去ればよいのだ。（*Letters from Sri Ramanasramam*, p.414）

ラマナ・マハルシによれば、身体は身体であるにすぎない。身体を自己（行為者）と同一視することが根本的な無知なのである。行為者意識が取り除かれたとしても、さまざまな力が働き、身体による行為そのものは残る。

親族を殺すことを正しくないと感じたとき、アルジュナはただ、自分が「行為者」であるという感覚を捨て去るようにとだけ告げられた。それでも最終的に戦うのはアルジュナ自身であった。『ギーター』に耳をすませることによって、アルジュナは「行為者」であるという感覚を捨て去り、彼が抱いていた疑いは消え去った。仕事は特定の身体によってなされなくてはならず、それがなされたのだ。（同書 p.414）

また、ラメッシ・バルセカール（Ramesh Balsekar）によれば、カルマ・ヨーガは、ものごとの現実を端的にあらわしているという。私たちが行為に際して実際に行なえるのは、行為をしようと決めるところまでである。実際に行為をして予想どおりの結果になる場合もあれば、そうならない場合もある。多くの行為では、自分のコントロールのおよばないことが起こり、予想に反する結果になる。

誰もがふだんから経験していることだが、人が実際に「できる」のは決意するということであり、それ以降のことについては、実際のところ何も私たちのコントロール下にはない。決意は、私たちの運命や神の意思に左右されて、行為に結びつくこともあるし、そうならないこともある。行為は実際に起こったとしても、望まれた結果を生みだすこともあるし、そうならないこともあり、それもまた私たちの運命や神の意思にかかっている。これが私たちの日常の経験である。いったん私たちが決断すれば、そのあと何が起ころうが、決して何ひとつ私たちの手の内にはない。

〈*Peace and Harmony in Daily Living*, pp.213-214〉

したがって、大切なのは、未来に生じる結果については自分がコントロールしえないことだと理解して、それを手放し、どんな期待を抱くこともなく、いまここで生じている行為に集中することである。

4　カルマ・ヨーガは可能なのか

以上、カルマ・ヨーガに関する見解をいくつか見てきたが、ラム・ダスはカルマ・ヨーギ（カルマ・ヨーガを行ずる人）を、つぎのように定義する。

カルマ・ヨーギというのは、定め（ダルマ）に則った行為が何かを聞きとり、結果に執着することなく活動し、その間ずっと自分は行為者ではないと知っており、そのように自分の人生を用いて神へと至る人のことである。これが私たちの人生を転換し、それをスピリチュアルな実践にする定式の全体像である。（*Paths to God*, p.67）

またカルマ・ヨーガについて、つぎのように述べている。

カルマ・ヨーガとは、無活動によってではなく、行為に対する見方を変えることによって、私たちを混乱にみちた生から引き出す技法であることがはっきりする。私たちの行為は、もはや欲望をみたすための手段ではなくなる。いまやそれはスピリチュアルな実践の機会となる。つまり、結果に執着しない実践、私たちが何かをしているという考えを取り除く実践である。私たちは、なすことをなす。そしてたえず、それはただカルマの輪、神の戯れの踊りにすぎず、法則が私たちをとおして法則的に展開しているのだということを認識している。私たちの途方もない自我中心性だけが、自分がそれをなしていると思わせるのだとわかっている。（同書 p.70）

カルマ・ヨーガでは、行為の結果を追い求めるのではなく、結果の意識を手放して、行為そのものに専心する。行為はグナゆえに引き起こされる自然な働きであり、行為者としての私が行為をなしているのではない。

とはいうものの、行為において行為者でなくなるということは、いったいどのようにして可能になるのだろうか。実際には、ほとんどあらゆる行為に行為者という自我意識が入り込んでいる。行為者がいなくなるということは、実際のところ、ほとんど起こらず、行為者は行為を構成する要素として行為のなかに埋め込まれている。

さらに「結果を動機としないで、結果に執着することなく行為せよ」と言われても、たいていは特定の結果を求めて行為が生じるのであり、個々の行為には必ず何らかの帰結が伴う。行為は変化を引き起こすものであり、私たちはそうした帰結を、自分の期待に照らし合わせて、即座に成功とか失敗と判断する。こうした判定作業は無自覚のうちにほとんど自動的に生じる。

このような実態をふまえると、行為者意識をなくすことや、結果を求めないといったことは、ほとんど不可能なことのようにみえてくる。ではどうすればいいのであろうか。重要なのは、そのような反応を無理になくそうとすることではなく、むしろそれらをふくめて、その一連のプロセスから離脱することである。無私になることを目指すのではなく、行為のなかに入り込んでいる自我に気づき、それを見てとることが重要である。また、結果に執着しないとは、結果を意識しないようにすることではなく、むしろ何らかの結果を思念してしまう思考プロセスに気づき、それを見ることである。

行為の流れを見ることができるようになると、行為が生まれ、それによって生じた変化がありのままに見られることになる。結果はより広大な成り行きのなかに埋め込まれる。結果を手放すとは、それを関係性の世界のなかで見るということである。結果を動機とせず、どんな結果も等しいものとみなし、それに執着しないうえで、もっとも重要なのは、行為への「気づき」を高めることであると言えよう。カルマ・ヨーガの実践は、気づきを持続的に高めるなかで可能になるものである。

5　気づきと無心のケア

行為者から脱同一化し、結果にとらわれることなく行為に専心することを可能にするのは、無自覚に自動的に行為をすることなく、行為をよく意識化するということである。つまり、行為の目撃(witness)、観察(observation)、気づき(awareness, mindfulness)が、そこに生じるということである。行為の結果に執着しないということについて、ラム・ダスはつぎのように述べている。

執着から自由になるひとつの方法は、目撃する意識を培うことであり、あなた自身の生の中立的な観察者になることである。あなたのなかの目撃する場所とは、単純な気づきのことであり、あなたのなかで、あらゆるものに気づいている部分のことである――ただ気づき、見て、判断することなく、ただそこに存在し、いまここにある部分のことである。

目撃は実際のところ別の意識レベルである。目撃は、あなたの通常の意識と並んで、別の意識層として、あなたのなかの目覚めている部分である。人間には、二つの意識状態に同時にあることができるというユニークな能力がある。……

目撃は、あなた自身の思考、感覚、感情に気づいている意識である。目撃するとは、朝、目覚めて、鏡のなかをのぞき込み、自分自身に気づくようなものである――判断や非難をすることなく、ただ目が覚めたということを中立的に観察しているということである。この一歩下がるプロセスは、あなたの体験や思考、感覚的インプットに没入していることから、あなたを連れ出し、自覚へと導いてくれる。（*Polishing the Mirror*, p.36）

同様に、ヴィヴェーカーナンダも、行為に巻き込まれることなく、傍観者や目撃者になることの重要性について述べている。これは『バガヴァッド・ギーター』の講義録を残しているルドルフ・シュタイナー（Rudolf Steiner）によっても、クリシュナの教えとして指摘されていることである。「人間は行為する。しかし同時に、その行為を見ている者もその人間の中にいる。その見ている者は、行為にはまったく関わらない」（『シュタイナー根源的霊性論――バガヴァッド・ギーターとパウロの書簡』九六頁）。賢者は行為のただなかにあっても、行為から超越している。「私は行為する。しかし私は成り行きにまかせている。なぜなら自分のやったことなのに、まるで別の誰かがやったかのような態度をとり、行為の結果生じる喜びや苦しみには、無関係な態度をとるとき、人は賢者になるのだから」（同書、九六頁）。クリシュナの教えとは「自分を行為から超越させよ」（同書、九八頁）ということである。シュタイナーはつぎのように述べている。

「私は私の行為［複数］を行う。しかしその行為を私がやるのか、別の誰かがやるのかは、どうでもいい。私は自分の行為を、そのように見ている。私の手がやったこと、私の口が語ったこと、それを私は、山肌の岩がはげ落ちて、谷底へ落ちていくのを見るときと同じように、客観的に見ている。私はそのように自分の行為に向き合っている。こうして私があれこれのことを認識するとき、世界についてあれこれの概念を作るとき、私はそういう概念とは異なる何かであり続けている。私が言いたいのはこういうことだ。――私の中で、何かが私と結びついて生きている。そのの何かが認識している。しかし私は、私の中でその何かが認識しているのを観ている。そのときの私は、私の認識からも、自分の行為からも自由になっている。自分の行為から、自分の認識から自由になりうること、そこに賢者の高い理想が現れている。

……私は観察しつつ、自分の道を進む。私が関与している事柄においても、本当の私は関与していない。なぜなら、私は観察者になっているのだから。」

以上がクリシュナの教えです。（同書、九八～九九頁）

ラム・ダスは同様の点を明確にしている。

> あなたのなかで働いている自然の法則を見ることができるようになるまで、あなた自身の生、あなた自身の行為を、離れたところから興味をもって観察しなさい。そうすれば、何が怒りになるのか、何が愛になるのか、何が欲望になるのかがわかる。それらすべてを見るのだ――それにとやかく言うのではなく、それを判断するのではなく、ただそれを見るのだ。あなたがそうした視点を発達させはじめると、あなたの行為がしだいに執着から起こらなくなり、ものごとの単純で法則的な流れから生じるようになることがわかる。（*Paths to God*, pp.63-64）

したがって、カルマ・ヨーガにおいて重要なのは、行為を明晰に観察し、行為にありのままに気づくということである。行為を観察するなかで、行為が諸条件の重なりのなかで生まれることがわかる。そこに行為者という自我意識があっても、それもまた観察される対象である。こうした観察を、ラム・ダスは「非個人的な目撃」（impersonal witness）と呼ぶ。個人にさまざまな欲望や執着が残っていても、理解が深まってくると行為における「非個人性」が増してくる。

> ……非個人性。巻き込まれることが減り、それをロマンチックなものにすることが減り、メロドラマが減り、行為者が減る。私たちは自分の生をおくり、それを可能なかぎり完璧に生きるが、

もっと離れた仕方でそれを生きるようになる。私たちは動機や欲望から行為することが少なくなる――悟りといった高尚な動機ですら、そうである。私たちは、ただそうするのが自分のダルマ（定め）なのだから行為するのである。これがカルマ・ヨーガの本質である。（同書 p.72）

援助活動においても、援助者は「援助者」というアイデンティティを観察し、気づきのなかにとどまることが重要である。

私たちが自分の心の動きを観察してみると、これらすべてのアイデンティティの背後に気づきの状態があることがわかる。それはアイデンティティをすべてふくんでいるが、それでもなお、それらの背後にとどまることができる。個々のアイデンティティのなかに埋没してしまわないようにアイデンティティを手放してみると、私たちは軽やかに、ゆったりとしていることができ――いずれのアイデンティティにも排他的に同一化することなく、自分の存在のさまざまな面のなかで遊ぶことができる。私たちは特定の誰かである必要はない。私たちは「これ」や「あれ」である必要はない。ただ自由に存在しているだけでいい。

この自由を味わうと、私たちの柔軟性はこのうえなく増大し、他者への奉仕において、自分をより完全な道具にすることができる。（*How Can I Help?* p.32）

私たちはいつでも「誰か」（somebody）であろうとし、援助行為では「援助者」への過剰な同一化が生じやすい。それは燃えつきをもたらす原因にもなる。しかし、気づきにとどまるとき、自己の中心は、援助者（行為者）から気づきへと移り、私たちはその気づきのスペースのなかでくつろぎ、もはや「誰でもなく」（nobody）、ただ存在するだけになる。そこから自己の全体を眺めることができる。アイデンティティ、役割、動機、期待、思い、感情など、こうした自分のなかに生じるものを、評価や非難をまじえることなく、あるがままに見つめることができる。援助者にさまざまな反応が生じても、それらもすべて観察の対象となる。

「目撃者」（the Witness）は行為の最中でも、私たちを非難することなく、やさしくつかまえるので、私たちはただ自分の反応に気づき、その反応を落としはじめる。そして自然な慈悲がもっと活動しはじめる。「目撃者」は私たちに少しスペースを与える。（同書 p.68）

目撃、すなわち気づきは、意志や感情や思考といった機能とは異なり、それらを超えて包む意識であり、それらがどんなものであれ、ありのままに受け止め、手放すことができる。気づきを高めることこそ援助者に必要とされる資質である。ラム・ダスは、気づきを青空に、思考を雲にたとえて、つぎのように述べている。

空はいつも存在している。空には雲があるが、空は雲のなかにあるわけではない。私たちの気づきも同じだ。気づきは存在していて、私たちの思考、感情、感覚をすべて包み込んでいる。しかし、気づきはそれらと同じではない。この気づきを、その広々としたやすらかな特質とともに認めることは、内面にある非常に有用な資源を見つけることにほかならない。（同書 p.102）

ラマナ・マハルシは、賢者の活動について、つぎのように述べている。

賢者の活動が他者の目のなかにのみ存在し、賢者自身にとっては存在しないように、たとえ膨大な仕事をなしとげていようとも、彼は実際には何もしていない。それゆえ、彼の活動は無為の道と精神の平安を妨げることはない。というのも、彼は、すべての活動は彼のたんなる存在のなかで起こり、彼は何もしていないという真実を知っているからである。したがって、彼は、起こっているすべての活動の沈黙の目撃者としてとどまる。（*The Collected Works of Ramana Maharshi,* p.64）

ラム・ダスは、気づきが高まるなかで、より適切な援助が可能になるという。

もしたゆまず取り組むなら、「目撃者」への同一化が増大し、その一方で行為者であることへの執着が落ちていく。さらに驚くべきことに、行為者としての自己同一化が消えていくにもかかわらず、それでも多くのことがなされていることがわかる。（*How Can I Help?* p.195）

行為者への同一化から抜け出すと、人はより全体的な存在になる。行為者アイデンティティに同一化しているときには、行為者は全体から分離し、自己は断片化しているが、気づきのうちにやすらいでいると、行為者へのとらわれから解放され、より全体的になる。そして状況の全体に開かれ、それに波長を合わせることができるので、そのつどもっとも必要なものに焦点を合わせて適切にふるまうことができる。

これは江戸時代の禅僧、沢庵が「有心」に対して「無心」ということで述べたものである。「無心の心というのは……こり固まることがなく、分別も思案も何もない時の心、身体全体にのびひろがった心を申すのです。どこにも置かぬ心です」（『日本の禅語録十三　沢庵』二二一頁）。無心であれば、自然で自在な動きが生じる。

どこにも置かぬことだ。そうすれば心は我が身いっぱいに行きわたり、全体にのびひろがっているゆえ、手のいる時には手の用を、足のいる時には足の用を、目のいる時には目の用をかなえ、必要な所々に行きわたっているので、どこでも必要に応じて、自由な働きをすることができる。（同書、二二八頁）

援助者という行為者から離れ、「誰でもない」という無心の状態のなかで存在し、くつろいでいると、分離感覚が消え去り、深い一体感が生まれくる。援助の道とは、自己の分離感覚から抜け出し、根源的な一体性へと目覚めていくプロセスである。「無心のケア」は、そのような一体性から立ちあらわれてくるのである。ラム・ダスはつぎのように述べている。

奉仕はもはやそれ自体が目的ではなくなる。それをとおして生のより深い理解へと至る手段になる。私たちが一歩一歩すすみ、一体性のより深い理解に近づいていくごとに、私たちは確実に変容してゆき、真の癒しとなる援助を果たせる器になる。（*How Can I help?* p.224）

付　記

本章におけるカルマ・ヨーガに関する部分は、拙論「『バガヴァッド・ギーター』の統合人間学」（『統合人間学研究』第二号、二〇一九年）の一部を転用し、加筆修正したものである。

参照文献

林信弘『無の人間学』晃洋書房、二〇一三年。
市川白弦『日本の禅語録十三　沢庵』講談社、一九七八年。
Ram Dass, *Paths to God: Living the Bhagavad Gita*, New York: Harmony Books, 2004.
Ram Dass & Mirabai Bush, *Compassion in Action: Setting Out on the Path of Service*, New York: Bell Tower, 1992.
Ram Dass with Remeshwar Das, *Polishing the Mirror: How to Live from Your Spiritual Heart*, Boulder, CO: Sounds True, 2014.

Ram Dass & Paul Gorman, *How Can I help?: Stories and Reflections on Service*, New York: Alfred A. Knopf, 1996.（ラム・ダス、ポール・ゴーマン『ハウ・キャナイ・ヘルプ？――助け合うときに起こること』吾妻典子訳、平河出版社、一九九四年）

Ramesh S. Balsekar, *Peace and Harmony in Daily Living* (Susan Waterman, Ed.), Mumbai: Yogi Impressions, 2003.

ルドルフ・シュタイナー『シュタイナー根源的霊性論――バガヴァッド・ギーターとパウロの書簡』高橋巖訳、春秋社、二〇一七年。

Sri Ramana Maharshi, *The Collected Works of Ramana Maharshi* (11th ed.), Tiruvannamalai, India: Sri Ramanasramam, 2009.（ラマナ・マハルシ、アーサー・オズボーン編『ラマナ・マハルシの言葉』柳田侃訳、東方出版、一九九六年）

Suri Nagamma, *Letters from Sri Ramanasramam Volumes 1, 2 & Letters from and Recollections of Sri Ramanasramam* (D. S. Sastri, Trans., 5th Rev. ed.), Tiruvannamalai, India: Sri Ramanasramam, 2006.

鈴木大拙『無心ということ』角川ソフィア文庫、二〇〇七年。

Swami Vivekananda, *The Complete Works of Swami Vivekananda*, Vol. 1., Calcutta: Advaita Ashrama, 1986.（抄訳、スワミ・ヴィヴェーカーナンダ『カルマ・ヨーガ』日本ヴェーダーンタ協会、一九八九年）

田中嫺玉訳『神の詩――バガヴァッド・ギーター』TAO LAB BOOKS、二〇〇八年。

コラム 4

悲しみの器と煩悩のケア

小野文生

煩悩の深くして――作家・石牟礼道子の描く不知火海の風土には、そんな表現が日常に息づいているという。たとえば祖母が孫を一心にかわいがるとき、「わたしゃあの子に煩悩でならん」といったふうに使われる。ここでいう煩悩とは男女間の情愛とは別のもので、「情愛の濃さを一方的に注いでいる状態、全身的に包んでいて、相手に負担をかけさせない慈愛のようなもの、それを注ぐ心の核になっていて、その人自身を生かしているもの」（石牟礼ほか一九九五、一四五頁）だという。

一般に煩悩といえば、悪い心のはたらき、心身をわずらわすはたらき、心身を悩ますもの、心のけがれ、よごれ、妄念などを指す（中村二〇一〇、一五五四）。また、「tṛṣṇā（愛）を煩悩と訳す、若干の例がある」と中村元が書いているように、サンスクリットの「トリシュナー（tṛṣṇā）」は渇望、熱望、渇愛でもあり、輪廻転生という「苦」の原因ともされる。愛を執着ととらえるならば、たしかにトリシュナーは煩悩ということになる。愛おしく思うことや愛着は、本来の仏教の教えからすれば我執（自我の執念や実体への囚われ）に通じるもので、避けられるべきはずである（だからこそ、無分別、空、自在、あるいは離脱といった契機を含む無心が主題化されるわけである）。

ところが、ここで石牟礼の描く深い煩悩は、ひとをひたすら愛おしくおもう心、他人を心配してやまない心として、しかも若干の恥じらいをもった晴れやかな性状として肯定されている。そしてこれは、たんなる言葉の誤用や逸脱的理解というわけでもない。

そういえば、石牟礼個人とえにし浅からぬ浄土真宗に「能発一念喜愛心　不断煩悩得涅槃」（正信偈）の教えのあったことが思い起こされる。阿弥陀如来の本願によって心に信心が生じるならば、煩悩を具えた者であってもそのまま涅槃へ通じてゆくことができる。涅槃の阻害物として説かれていたはずの煩悩は、むろんできればなくしてしまいたいものだが、それでもやはりそれがかなわぬ凡夫であるがゆえに、煩悩具足のままでも救ってくださる阿弥陀如来の大悲にすがるほかない。このあたりの理路は、キリスト教でいう信仰義認論や自由意志論といった救いをめぐる論議にも似て、様々な幅をもった解釈を喚起するだろう。ただ、いずれにせよこの教えは、少なくとも煩悩を無条件に排除する視点を持ち合わせておらず、場合によっては煩悩がそのまま肯定される視点を含むこと、そしてその肯定は、自己存在を超えた存在による悲しみの愛（究極的超越存在によるケア）を根源的根拠とすることなどが要点となる。

もちろん、肯定的意味を持つからといって、石牟礼の場合、煩悩の表現の使われる文脈がつねに喜ばしいというわけではない。むしろ、何らかの悲しみを水底深くに湛えているような場合が多い。

たとえば『苦海浄土』（石牟礼二〇〇四）の漁婦・坂上ゆきのことば。劇症型水俣病を発症し、やがて漁師の夫・茂平に捨てられる彼女は、入院中、「流産させら」れた日の夕餉にでてきた魚が死んだ赤子に見え、「早う始末せんば、赤子《やや》しゃんがかわいそう」と手を伸ばすが、痙攣のためうまく食べられない。床に落とした魚を何とか手でつかまえて口にし、呟く。「かなしかよ」「死ねばうちも解剖さすとよ」。そんな坂上ゆきが、死ねばまた人間に生まれてきたいという。「うちゃぼんのうの深かけんもう一ぺんきっと人間に生まれ替わってくる」。

あるいは、同書の杢太郎少年の祖父のことば。胎児性水俣病の杢太郎少年は、父も水俣病で、母親には捨てられ、かろうじて父方の老いた祖父母の世話になっている。もの言わぬ孫に向かって、「あねさん」

（石牟礼）に向って、自分に向ってこの老い先短い老人は、焼酎に酔いながら、あとに残される孫を案じて呟く。

「杢は、こやつぁ、ものをいいきらんばってん。ひと一倍、魂の深か子でござす。」

「おるげ〔俺の家〕にゃよその家よりゃうんと神さまも仏さまもおらすばって、杢よい、お前こそがいちばんの仏さまじゃわい。爺やんな、お前ば拝もうごだる。お前にゃ煩悩の深うしてならん。」

ところが、煩悩を抱えもつのは人間ばかりではない。神仏さえも煩悩を抱く。

「ほんに、この神さまは、その者の身になって考えらすとばい。あれまあ、こげんなるまで体ば曲げて。……まあ、たまがった、たまがった。あねさん、あんたにゃよっぽどこの神さんの、ぼんのうばい。」

そればかりか、山川草木すべてが互いに煩悩を抱く。

「木や花や犬や猫にも、煩悩の深い人じゃと肯定的にいうのです。」（石牟礼ほか一九九五、一四五）

ほとんどこれは、一切に仏性ありという教えの翻訳なのではないかと思わされる。じっさい石牟礼の理解によれば、水俣病患者が蔑にされたのは「生身の煩悩を水俣病になってしまって、途中で断ち切られ」たこと、「ひとさまにも、畑にも、魚にも狐やなんかにも猫たちにも、生きているものことごとくと交わしたい煩悩に、本来自分らは満ちあふれている」のに「そのつきせぬ思いがぶった切られ」たことが、最もつらいことだったのだ（石牟礼ほか一九九五、一六五以下）。

水俣病を発生させた諸要因のさらに根底には、命を軽んじ、命のつながりを観ようとしない生き方の問題がある。それゆえ水俣病の問題を考えるためには、すべての生類へ想いを馳せる生き方を取り戻してゆくという道程が必要になる。突き詰めればそれは、生きとし生けるものへのケアを文明批判の根本に据えるという思想を打ち立てることを意味する。といっても、たしかにこれはヒューマニズムを超え、ガイア理論、ホーリズム、ディープエコロジーといった大がかりな思想につながる要素をもっていなくはないが、あくまで「煩悩の深うしてならん」という民衆の日常語の次元で展開するケアの文化の一形態である。

こういう話をすると、一心不乱の煩悩のケアはどのように肯定されるのか、それは役割としてのケア実践（たとえば教師、聖職者、医師、看護師、介護士、カウンセラー／セラピストといった専門職の対人的ケア）と同列には論じられないのではないか、という（もっともな）問いが投げかけられる。ケアの専門的実践の現場では、没入的な想いの強さはけっしてケア行為それ自体の妥当性を保証しないし、その質や効果を担保してくれるものでもない。先走り、勇み足、余計なお世話。それどころかパターナリズム、インドクトリネーション、そして愛という名の暴力。差し控えること、相手の声を傾聴し、じっと待つこと、ただそこに居ることなど、専門職として要求される技法の類いとは程遠い。石牟礼自身、「状況没入型アレルギー性発熱を常時内発させているわたくし」（石牟礼二〇〇四、二〇〇〇）と称して、自分が一心に他人の悲哀に感応してしまう性質をどうしようもないものと自覚している。

おそらくここでいう煩悩のケアを専門的ケアの機能に類比して概念分析していった先に、むしろ制度とは徹底的になじまない何かが出てきてしまう、といった事態につきあたるだろう。石牟礼自身がたびたび書いているような、自分が何かを書くことや自分の思想を広めることへの恥じらいやはにかみこそが、たとえばパターナリズムやインドクトリネーションへの防波堤となりうるのだと言ってみても、ならば恥じらいやはにかみはケアの技法となりうるのかと、すぐさま問い返されれば、（何もかもを制度や技法や労働の問題に回収しないでほしいと内心で呟きながら）答えに窮するほかない。

けれども、この煩悩のケアの惹起するかもしれない問題を、作家である石牟礼は、ものを書く営みの只中で受けとめたのではないか、と思わされる叙述がないわけではない。

たとえば石牟礼は、書くことを一種の生業とする者が書くべき対象としての人間に向き合うときに抱え込まざるをえない困難をしばしば語る。それは、「いかに平凡に見えようとも、一人の人間の生涯を超えうるような文学はなかろうと思う」（石牟礼ほか一九九五年、一三九）ときに、直面させられる困難である。自分の苦悩や悲哀を誰かにわかってほしい、しかし自分のことを理解できるのは自分以外にはないだろう——そう迫ってくる人たちを前にして、書き手に何ができるのか。それでも文学を通して「この世の悲愁を抱えたもう一人の自分が、筆の力で生まれ直すのを、出来うるものなら見て死にたいものだと、問いかけられている」（同頁）のだとしたら、何をすべきなのか。だから石牟礼は、書くことをやめない。書くことができないからこそ、書かずにはおれない。書くことの不可能性の底に、書かないことの不可能性がある。

この困難は、石牟礼が、「人間の苦悩を計る物差しはありえまいという悲しみ、じつはその悲しみのみが、この世の姿を量るもっとも深い物差し」であり「そういう悲しみの器の中にある存在、文字や知識で量れぬ悲しみを抱えた人間の姿、すなわち存在そのものが、文字を超えた物差しである」（同頁以下）という認識をもって書く人であるがゆえに、ケアを生業にする者の抱え込む困難と相同性を持つ。書くという営みのなかで書くことの不可能性が突きつけられ、書くことの不可能性が突きつけられるからこそ書かないことの不可能性が立ちあらわれる。何かを書きうるとしたら、それは、何も書きえないという、書くことの自壊においてはじめて実現される、という逆説的事態である。

これを、ケアの営みに際しての対象に「近づくことの不可能性」と対象から「遠ざかることの不可能性」との逆説的共存と読み替えるなら、この「悲しみの器」をめぐる逆説に通じる構造をそこに見て取ることもできるように思われる。恥じらいやはにかみは、こうしたどっちつかずの逆説的共存に与えられた名ではないかとさえ思えてくる。

この「悲しみの器」という人間理解において、生きていくことに伴うどうしようもない苦悩や悲哀の感覚にどのように応答するかという、生のパトス（受苦）という主題がせりあがってくる。こうした悲哀に際して、ただ共に嘆き悲しむという無力さの道筋がある一方で、石牟礼はまた、書くことを通じて向き合うという道筋も描く。どうしようもないという無力さの極限に留まるという道と、それでもなんとか対処しようとする道のはざま。他者へのかかわりが届かないという不可能性と、誰か他者によってこそこの内奥の悲しみが書かれねばならないという可能性のはざま。煩悩のケアは、これらの逆説的共存において、恥じらいやはにかみと共に滲み出てくるものであるだろう。

さて、こうした煩悩のケアというものは、じっさいどれほど息づいているのか。石牟礼の伝える通りなのか。それはわからないけれど、それでもここで煩悩のケアに言及しておきたかったのは、それがけっして書物のなかに限られた話ではないことを、身をもって知ったからである。

水俣を訪れたある春の日に、樋口さんというおばあさんに出会い、食事を共にする機会に恵まれたことがあった。桜の咲くころまでには学校に行けるだろうかと話しながら、結局一度も学校に行くことなく水俣病で亡くなった幼い妹のことを、樋口さんは何十年経っても想い続けている。かつてご実家にユージン・スミスさんが逗留されていたときのお話などいろいろなことを伺いながら、しかし食事のあいだも、食事を終えてからも、「妹は桜が好きだったから」という、その想いとともに生きる樋口のおばあさんの生き方に、ひどくこころが揺さぶられ、なんとなく上の空のまま一夜を明かした。

翌日、去り際の挨拶に伺うと、生後間もない我が子の名前を挙げて、「昨日はありがとうね、〇〇ちゃん、〇〇ちゃんって何べんも寝床で想いながら寝たんよ、楽しかったわ、ありがとうね。」そう言いながら、うちで採れたものだからと新聞紙に包んだ薩摩芋を渡してくれた。逢ったばかりの赤の他人、という区分はそこにない。むろん薩摩芋をくれたことをいっているのではない。寝床で、その日はじめて出逢った誰かの名前を呼びながら、その幸せを願いつつ眠りに入るといった、人ひとりに対するその想い方のことだ。ほとんど魂の行き交いといいたくなるような想い方が、そこには在った。おもわず、「煩悩の深くして」というフレーズが口をついて出てきた。「全き煩悩をもって万物と共に在る人たち」（石牟礼ほか一九九五、一七九）とは、このような人たちなのだと思った。

　人々の日常に根づく煩悩のケアは、文明のもたらす災禍や人心のすさみに直面する今日にあって、水俣病によってくわえられた暴力とは正反対のものを学ぶための、そして、自分の存在が誰かによって願われているという基礎的な感覚を日々の暮らしの底におくための鍵であるように思われる。悲哀に満ちた人生のなかで、それでも誰かを深く想うことは「その人自身を生か」すことになる。

　こうした煩悩のケアはしかし、できるかどうかという実現可能性によって測られてはならない。そうではなく、それは、そもそもなぜひとは他者をケアするのか、その意味を忘れたときに汲みにいく記憶の泉のようなもので、おそらくあらゆる個別のケアを深い根底で支えうるものなのである。

参考文献

石牟礼道子（二〇〇四）『苦海浄土――わが水俣病』講談社

中村元（二〇一〇）『広説佛教語大辞典（縮刷版）』東京書籍

吉本隆明・桶谷秀昭・石牟礼道子（一九九五）『親鸞――不知火よりのことづて』平凡社

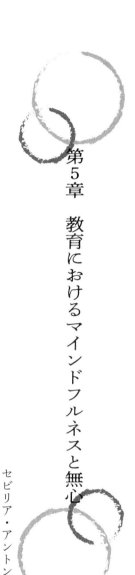

第5章　教育におけるマインドフルネスと無心

セビリア・アントン

はじめに

無心のケアを考える際に、一つの考えるべき「現場」は教育である。哲学者ネル・ノディングズが『ケアリング――倫理と道徳の教育』を著して以来、「ケアリング」と「教育」が密接な関係をもった。そこで、無心を通じてケアを再検討する際に、教育はどのように変わるか。教育の目標と目的、学習の方法、教育関係、これらの間に具体的にどのような変化がもたらされるだろうか。

西平先生と坂井先生と中川先生と一緒に「無心のケア」の共同研究を始めてから、私は「無心と教育」の関係に焦点を合わせた。『ケアの根源を求めて』（二〇一七年）という共著の中に、私は「ケアのない無心／無心のないケア」「アクティブ・ラーニングと無心のケア」において、和辻哲郎の空の倫理学を中心にして書いたが、ずっと心の片隅にあったのは西平先生の『無心のダイナミズム』だった。「西平先生の無心の哲学は、私の目指している教育哲学の核心にあるのではないか」という思い。色々遠慮して、それを真正面に出すことはなかったが、今年は『無心のダイナミズム』を英訳したこともあり、真正面から取り組もうと決意した。西平先生との共著の中で西平論を述べるのは大変恐縮だが、私の理解の範囲で（誤解も含めて）、あえて論じさせていただきたい。

西平『無心のダイナミズム――「しなやかさ」の系譜』（二〇一四年）は無心の哲学を様々な思想家から紹介し、議論している著書である。「無心」と言われると、とても仏教的なニュアンスを感じる人が多いかもしれないが、この本を見ると、仏教の話だけではなく、道教の影響、儒教、神道、キリスト教、様々な宗教の話がある。無心は仏教の占有物ではなく、他の宗教の精神にも深く関わる。第三章で引用された鈴木大拙の言葉を借りれば、

自然法爾の世界は無心の世界にほかならぬのであります。無心を意味づけるときに、禅宗は禅宗的にやり、真宗は真宗的にやります。これは根機の相違から来る解釈の相違で、無心の体験そのものの端的には変わりないと自分は信じて疑わないのです。（『無心のダイナミズム』四一頁）

しかし、仏教から宗教一般だけではなく、この本は無心を「人間の経験一般」まで、広く解釈した。そもそも、「無心に遊ぶ」という使い方からすると、無心は今でも、日常でも使われることばである。

西平先生も繰り返し、日常における「無心」の具体例について述べている。また、宗教以外の分野――芸道（世阿弥）、学問（井筒俊彦の哲学、石田梅岩の心学）、武道（沢庵）――が『無心のダイナミズム』の中心に活躍する。

この、宗教に還元できない、でも宗教にも豊富に繋がっている「無心の哲学」は、西平先生の他の著作でも発展を見せている。『世阿弥の稽古哲学』（二〇〇九年）に、世阿弥の「無心」の詳細があり、『稽古の思想』（二〇一九年）に、それは教育の現場、様々な稽古の現場に持って行かれる。また『ライフサイクルの哲学』（二〇一九年）に、無心と人間周期、教育人間学の関係も論じられる。私はこの膨大な「西平流無心の哲学」に大きく影響を受けながら、この考えをどのように教育の現場に直接関連させるか、ずっと検討し続けてきた。

近代・世俗主義・資本主義のもとで構築された教育システムに、無心の哲学をどのように結びつければよいのか。そもそも、それは無理ではないか。色々不安に思うところがある。しかし、希望の光になったのは英語圏で少しずつ力が増している教育運動、「Contemplative Pedagogy」。観照的教育、観想的教育、マインドフル教育など、色々な言い方があるが、便宜上、今回は「マインドフル教育」と呼ぶ。

マインドフル教育を簡単に定義すると、それは「教育にマインドフルネスの実践を応用する教育運動」である。マインドフル教育「学」はその実践の理論、応用、結果などを学問的に探求している。

しかし、マインドフルネスの定義が紛らわしい。エレン・ランガーの用法もあり、意味が混乱しがちだが、現代の「マインドフルネス・ブーム」に多大な影響を与えたジョン・カバットジンの定義を使えば、「マインドフルネスとは物事をあるがままに受け容れ、現在の瞬間に、価値判断をせずに注意を向けることによって現れる意識＝気づきのこと」と理解できる。（『うつのためのマインドフルネス』、六〇頁）この定義はマインドフルネスに基づく実践（いわゆる「MB」、マインドフルネス・ストレス低減法、マインドフルネス認知療法など）に共有される。(1)

カバットジンが他の学者とともに、The Center for Contemplative Mind in Society（社会における観照的マインドセンター）を設立した。そして、このセンターの思想と実践を表すため、バーベザット（Barbezat, Daniel P.）とブッシュ（Bush, Mirabai）のContemplative Practices in Higher Education（『高等教育における観照的実践』、以下はCPHEと略す）が出版され、それはマインドフル教育の運動をリードすることになった。これから、CPHEを参考にし、マインドフル教育の詳細を記述したいが、大まかにマインドフル教育を説明すると、この教育において定期的なマインドフルネス瞑想を学びの場に導入したり、マインドフルな運動（ヨーガ、太極拳など）をしたり、マインドフルな講読と執筆をしたり、慈悲の瞑想・実践（社会運動）をしたりすることが行われる（CPHE, p.10）。そこで、マインドフル教育は四つの学習目標を掲げている。

一　主にフォーカスのための（心を集中させる）瞑想と心の安定を支える練習を通じて、フォーカス（集中力）と注意（力）を育むこと

二　コースの内容について観照し、内観することによって、学生は教材（題材となっているもの）を自分の中に発見し、その教材に対する理解を深めること

三　慈悲、他者とのつながり、教育における道徳的でスピリチュアルな側面の深い理解

四　自分の心の本性、人格的な意味、創造性と洞察を探求すること（p.11）

私は二〇一五年にこのセンターの夏コース（八月二日〜七日）に参加したが、その時から、マインドフル教育と無心の繋がりを直観した。しかし、同時に、その相違点も気になった。その直観をもって、二〇一八年度に、九州大学において、「人間形成論（マインドフルネスと無心）」という大学院の演習を開講した。そこで、マインドフルネス認知療法（MBCT）の理論を学びながら、その八週間コースを体験したり、それを現象学によって分析したり、そして、最後に西平先生の『無心のダイナミズム』を読んだ。最終回として、西平先生を九州大学にお招きし、「無心の思想から見たマインドフルネス」についてご講義いただいた。

西平先生は無心とマインドフルネスの相違点を強調した。マインドフルネスが意図的な注意の向け方であるのに対して、その意図を超えているというところに無心の核がある。マインドフルネスが一つ

の役に立つ技術に見えるのに対して、名人における無心の世界はまさにそのスキルを乗り超える。しかし、同時に、「マインドフルネス、それ自身が大切」という、それ自体を目的とする発想もMBSRとMBCTには見られるため、無心と繋がる道がある、と。

本章では教育の応用に話を絞り、西平先生の無心と、社会における観照的マインドセンターの「マインドフル教育」を詳細に比較し、その相互貢献を計りたい。比較に際して先のセンターが掲げる、右の四つの目標を切り口にし、「私と世界」「私とカリキュラム」「私と他者」「私と私」という四つの関係をテーマとして議論を進めたい。これにより、教育の現場において、無心の哲学がどのように実践可能か、またマインドフル教育をどのように改善できるか、そしてこの無心とマインドフル教育において、「無心のケア」がどのように活かされるか、見えてくるかもしれない。

1 私と世界

マインドフル教育の目標は「一、主にフォーカスのための（心を集中させる）瞑想と心の安定を支える練習を通じて、フォーカス（集中力）と注意（力）を育むこと」から始まる。「今の学生には集中力がない」「注意力を上げれば、学生は授業によりよく取り組むことができる。」このような心配に直接応えるのはマインドフルネスと様々な注意の訓練である。様々な瞑想を行うことにより、学生はよりよく授業にフォーカスでき、メンタルの安定性により、学習をよりよくこなすことができる。興味深いことに、*Handbook of Mindfulness in Education*（2016）で最も強調されているマインドフルネスの側面はここなのである。（ＣＰＨＥの第二章はこのような結果を詳細に述べている。）

マインドフルネスについて「意図的」「役に立つ」とされているところを西平先生が批判された時に私は驚いたが、おそらくこの側面が前面に押し出されていることも批判の一つの理由なのではないだろうか。じっとしていない小学生を規律する面もあり、テスト教育にも役に立つ「マインドフルネス」。しかし、マインドフル教育はこの側面だけに還元できるだろうか。

この問いに挑む際、一つの参考になるのはＭＢＣＴとＭＢＳＲの理論である。ＣＰＨＥにおいては統一した理論が提供されていない。そこで、カバットジンの影響を受け、ＭＢの機能を詳細に分析しているＭＢについての次の著書の中の理論を参照したいのである。カバットジン自身が書いたＭＢＳＲの教科書『マインドフルネスストレス低減法』、およびカバットジンも共著に加わったＭＢＣＴの教科書『うつのためのマインドフルネス実践』、これらを主な参考にしたい。

ＭＢの理論では、「作業モード」と「存在モード」の違いが極めて重要となる。ＭＢＣＴの理論に（『うつのためのマインドフルネス』、五一頁）次のような説明がある。「この注意深い分析、問題解決、価値判断、比較というモードは、現状と私たちが理想としている事態との間のギャップを埋めること――知覚された問題の解決――を目的としています。これを、心の作業モードと呼びます。」この作業モードは問題解決に不可欠であり、おそらく教育から考えると中心的な役割を持っている。しかし、この作業モードが人の感情に応用されてしまうと、反芻という大きな副作用をもたらしうる。「反芻」(rumination)とは、問題と思われる感情（例えば、学生の「私はだめではないか」という劣等感）を解決しようと努力し、それゆえ問題に繋がる様々な出来事が一層意識され、それにより、もとの問題の感情がより膨大に感じられ、それに繋がる様々な出来事をさらに意識し……という螺旋に陥ってしまう一連の状態である（同、五四頁）。

また、MBの理論によると、このような螺旋はある心理的傾向につながる。

ある経験が心地よいと登録されれば、反応の連鎖は一方向に進む傾向があり、最後にはその経験をもっと延ばしたいと望んでいることに気づくかもしれません。ある経験が不愉快だと登録されると、反応の連鎖は別方向に段々滝のように流れ落ち、終いにはそれが消えて欲しいとか、それから逃避したいと望んでいることに気づくかもしれません。（同、一五三頁）

以上の話は無心の逆、有心に類似しているとすぐ分かるだろう。有心、そこでは欲望に囚われ、好きなものを追いかけ、嫌いなものを必死に避ける。この欲望の主体である「私」がこの「世界」のものに対して様々な「はからい」を持つ（主と客の二分法もここで生まれる）。しかし、無常の世界では、好きな物が得られない、嫌なものが避けられないということが起こり、苦しくなる。また、その苦しさ自体を避けたい、ともがいても避けられず、苦しみはますます深まってゆく。この、どうすることもできない苦しみの中に、その有心の中に、無心の哲学が初めて意味を持つだろう。

そこで、MBは次のようにマインドフルネスの実践を位置づける。「[その苦しみのサイクル」に気づくことで私たちの心への影響は弱まり、嫌悪が起きたり、あるいはそれが長続きしてうつの螺旋へ落ちてしまう可能性が高まることがないように反応することが可能になるのです。」(同、一五四頁)マインドフルネス実践を通じて、私たちは自分の反芻、欲望の暴走、作業モードの独占に気づく。そして、それによって、新しい可能性が開かれる。

私たちは物事についてただ考えるばかりではありません。自分の持つ感覚を通じて直接的にも経験するのです。……そして、それを経験している自分自身を意識することができます。……さらに私たちは自分自身が考えていることを意識できます。思考が意識的な経験のすべてではないのです。存在モードは、作業モードの思考とは全面的に異なる知の方法です。それらはどちらがより優れているというわけではなく、単に異なる存在です。(同、五八頁)

マインドフルネスは作業モードから存在モードへの切り替えを助ける。そこで、西平先生が批判された「意図的な注意」「フォーカスの技術」は、MBの理論からすると、実は最初のステップに過ぎない。その最初のステップで、マインドフルネスは色々「役に立つ」かもしれないが、それはあくまでも最初のステップなのである。このように見ると、マインドフル教育は学生に対する新しい効率性のための技術ではなく、学生の苦しみに対する、学生の心のモードまで配慮する、とても深いケアになる（ただ、*Handbook on Mindfulness in Education*がなぜそこまでフォーカスと効率性に焦点を当てたのか。ここに教育学の傾向も垣間見られるだろう）。

（1）意図の問題

西平先生は「意図的」というところを指摘されたが、ここがまさにマインドフルネスの鍵になる。MBにおいて、マインドフルネスの実践をする際に、例えば瞑想する前に、必ずその実践の「意図」が繰り返される。しかし、それは「手段目的」の「意図」だろうか。ウィリアムズら（同、九五頁）が強調するのは、この「意図」は「強制」ではない。この「手段」を持って、必ずこの「目的」に到達するという強制より、緩やかに自分の行動を方向づけている。この意図は「実践」という考え方自体を大きく変える。カバットジンは次のように実践を説明する。

瞑想によって意識を開発するためには、習得のプロセスに対するまったく新しい見方が必要です。私たちはどうしても、「自分が何を必要としているか」そして「どうしたいか」ということを考えてしまいがちです。こんなふうに考えるくせがしみついているので、自分でわかる範囲でものごとをコントロールしようとしてしまうのです。……しかし、こういうとり組み方は、意識を高め、治療力を引きだそうとするときにはなんの役にもたちません。意識を開発するうえで必要なのは、注意を集中し、〝ものごとをありのままにみる〟という態度なのです。何かを変えなければならないというわけではありません。（『マインドフルネスストレス低減法』、五二頁）

そこで、カバットジンはマインドフルネスの七つの基本的な態度として「むやみに努力しないこと」「受け入れること」「とらわれないこと」などを挙げている（同、五四頁）。これはまさに、計画的にマインドフルネスを問題解決の技として使うメンタリティーの反対であると言える。そして、この態度はますます西平先生の「無心」へ接近する。

無心の哲学において、右の考え方は特に世阿弥の「願う願わない」「成就」に近いと考えられるが、それを検討することによって、ＭＢがどのように教育に応用できるか、様々なヒントが得られるだろう。

稽古に励む際、努力と「用心」が必要だが、演者のスキルが高まれば高まるほど、その『用心』は邪魔になる。この用心に「願う」（意図を持つ）と「願わない」（意図を持たない）態度が相反する。しかし、用心を超えて、無心の境地に入ると、「願う」と「願わない」が葛藤せず、緩やかな意図が可能にな

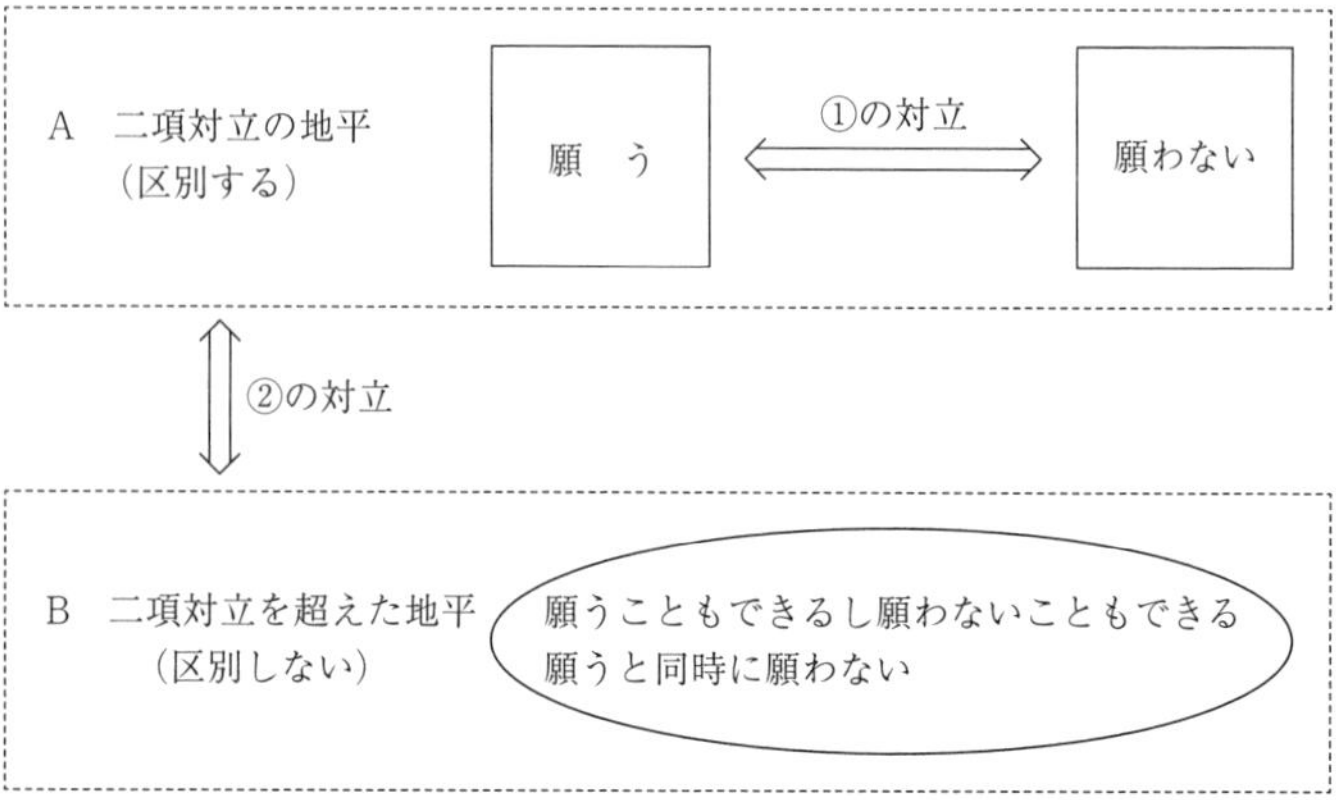

図４－１　「区別する」と「区別しない」の対立も超えてしまう
出所）『無心のダイナミズム』、132頁。

る（この詳細は『無心のダイナミズム』第六章、及び『世阿弥の稽古哲学』を参照）。MBの存在モードに相応しい努力はこの緩やかな意図と言えるだろう[2]。

しかし、世阿弥の稽古論から分かるのは、「願う願わない」という境地は最初から可能であるわけではない。ただ、マインドフル教育において、またMBにおいては、このプロセスがあまり論じられていない。しかし、私たちの演習からも分かったが、初めてマインドフルネスを学んだ学生には、「これが正しいマインドフルネスなのかな」という自分の実践とその意識に関する批判的な（MBCTでいうところの）自動思考を持ち、それゆえマインドフルネスを規範として意識に位置付けるような「段階」があるかもしれない。作業モードをもって、作業モードに抵抗するという逆説。もしかすると、世阿弥の稽古のように、その用心を少しずつ乗り越えてゆくのが現実のプロセスに近いのかもしれない。

このような意図の考え方を含むと、マインドフル教育は学生の心のモードに配慮するだけではなく、教育の中のすべての実践に、より自分に優しい意図のあり方を提供している。それを学ぶのは、ある程度「強制力」を必要とする時期があるかもしれないが、その強制力は後ほど、緩やかな「願う願わない」に発展するのを促進する。

（２）治療、教育、稽古

ここまで論じたのは、マインドフルネスは教育をよりよくするための意図的な技術ではない。また、存在モードへ目覚める一歩だが、それが必要とする意図とは強制的な手段目的の意図ではない。マインドフルネスを「作業モードの促進」として捉えるのは、ＭＢＣＴとＭＢＳＲの理論からすると、ＭＢをその一番初めのステップに還元してしまい、その本質を完全に無視することになる（この誤解が教育学の世界で既に起こっているのが心配だが、西平先生もそれを懸念していらっしゃるようである）。

西平先生は次の図を使って、有心と無心の関係を説明している。日常の手段目的思考、「私 vs 世界」という二分法は「有心（零度）」である。そこで、それを無に帰す動きは無心（一八〇度）になる。この否定のベクトルにおいて、手段目的思考をあきらめて、世界をそのままとらえようとする。右のＭＢ理論における、作業モードを手放し、存在モードに目覚めるという動きは、有心のアップグレードで

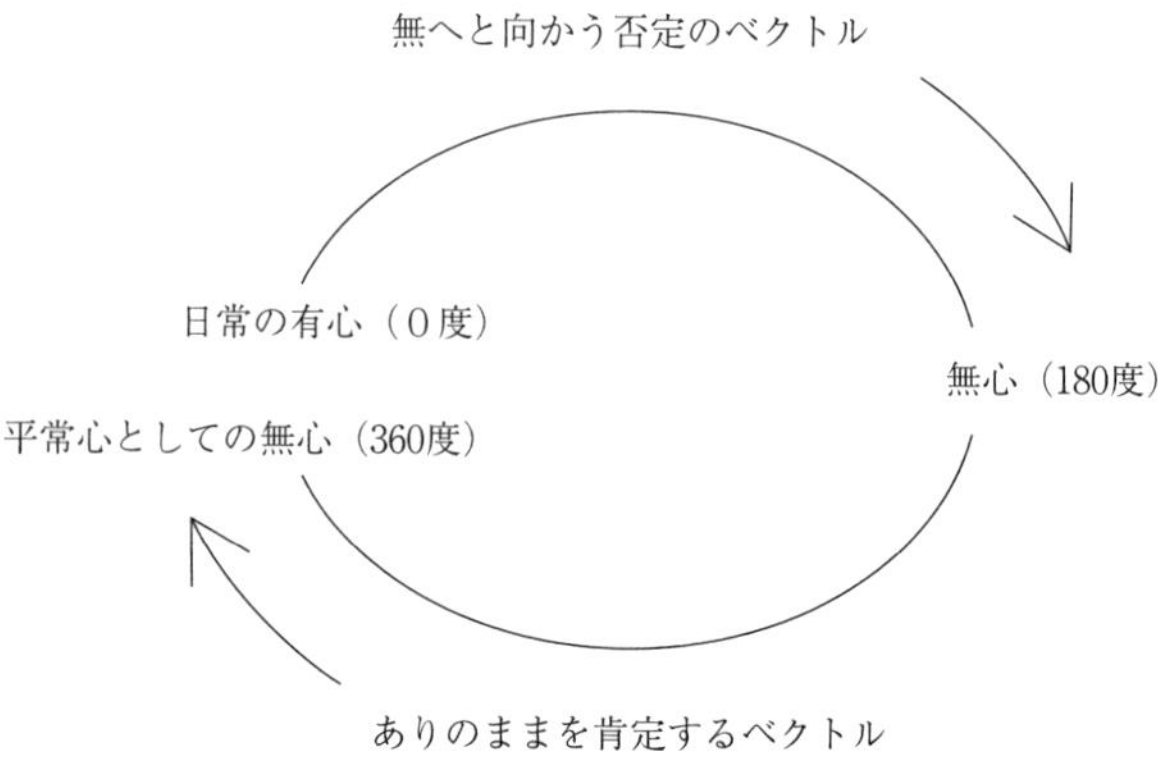

図４－２　「有心（０度）」「無心（180度）」「平常心（360度）」
出所）『無心のダイナミズム』、75頁。

はなく、無心一八〇度へ向かう動きに近い。

しかし、ここで問題なのは、このような無心一八〇度は学生の成長に繋がるのかという疑問である。その否定は学習よりも、脱学習でしかないように見える。この点で、一つの疑問が演習で数回挙げられた。「ＭＢＣＴ／ＭＢＳＲは困った人に対する治療のため、教育とは根本的に違うのではありませんか。教育者はどうしても、作業モードを育成しなければならないでしょう。」

確かに、ＭＢＳＲやＭＢＣＴの対象は、ストレスに煩わされ、慢性疼痛、鬱病などによって「困っている人」だ。つまり、その人達の作業モードには何か問題がすでに発生している。したがって、ＭＢの理論に病理学の影響があるのは確かである。他方、教育は人の「発達」「成長」を目指しているため、この作業モードの「故障」を想定していないと言える。

この点で、西平先生の「無心」はＭＢの治療より、教育に近いと言える。無心は病理学の対象となる人ではなく、「名人」「天才」を取り上げる。音楽、舞台、武道などの名人には「作業モード」の故障はなく、「作業モード」を誰よりも極めている。しかし、同時に、作業モード自体が邪魔になるので、世阿弥の「有文を極め過ぎたる無文」のように、作業モードを弁証法的に乗り超えている。

西平先生の無心の哲学を手掛かりにすれば、マインドフル教育は、MBのように、作業モードを批判することを必要とするが、「故障した作業モードだから」ではなく、「作業モードを極めて、それを超える必要があるから」というパラダイムになる。

具体的に見ると、朝一、授業で瞑想して、いつものように授業をすると、マインドフルネスの「フォーカス」「精神的安定」はただ作業モードの延長線上に置かれる。それは有心のアップグレードに過ぎない。しかし、ただ瞑想して、学習しなくなると、教育の重要な側面を失うことになる。ここで、普段の学習とは異なる学習観が垣間見られる。西平先生の図で言えば、平常心としての無心（三六〇度）かもしれない。

実は、MBCTとMBSRにも、この「無心（三六〇度）」のヒントがある。呼吸空間法という三分間の瞑想の実践があるが、これは一日中の様々な「隙間」に、一分間ずつ、㈠身体と心をスキャン（確認）し、㈡呼吸の感覚に集中し、㈢その集中を身体中に広める、というものである。短時間かつ実践しやすいため、私の授業でも好評だった。ウィリアムズら（『うつのためのマインドフルネス』、二五〇～二六二頁）はこれを説明した後、「扉」という技法を述べる。難しさを感じる時（例えば、誰かと口論した時）に呼吸空間法を行った後、新たな心のモードで、その人との会話に戻るか（再突入の扉）、身体の感覚にオープンになり意識を向け続けるか（身体の扉）、自分の考えを受け容れながら、それを意識し吟味するか（思考の扉）、どのように行動するかを作業モードと異なる形で選択するか（巧みな行動の扉）など、様々なオプションがある。

これらの「扉」にみられる関わり方は、作業モードの延長ではなく、作業モードを一旦手放し、存在モードに入り、そして存在モードの中から再び作業モードと関わる。これはまさに、「平常心」の示唆した三六〇度、日常に戻るが、日常と異なる関わり方を持つ。そこには、作業モードの延長とは本質的に異なる日常の肯定があり、『無心のダイナミズム』第三章でそれは「自性本来清浄」という言葉で表され、また馬祖道一の思想を通じて論じられる。これはMBの科学性に相反すると思われそうだが、実はMBCTに次のような発言がある。

これ「マインドフルネス」は、内的な落ち着きと安らぎの能力が私たち一人ひとりの中にあってその気になれば常に手が届くものだということを示してくれています。このような心の状態に到達したり、それに見合うようにしたりするために、何も特別なことはしなくていいのです—私たちがすべきなのは、自分自身の邪魔をするのを止めること、コップの中の泥水をかき回すように

心をかき混ぜて、自分の心を不透明で曇ったものにするのを止めることだけです。（ウィリアムズら、一〇三頁）

瞑想の後はテストに挑む、瞑想の後は普通に授業を受けるというのは、一見作業モードの延長線上にあるかのようだが、右のように見てゆくと、それとは異なる位置づけも可能かもしれない。つまり、テストと授業における作業モード（「このテストはうまくできないと、私はダメな学生だ」「このレッスンを理解できないと、いい大学に入れないだろう」）を手放し、存在モードに包まれながら、別の形での「再突入」として再把握できるかもしれない。そして同時に、教育関係（学生に対するケア）も大きく変化し、学生の心のモードに対する配慮と同時に、学生における「常に手が届く」安らぎの能力に対する「信頼」も教育に含まれるようになるかもしれない(3)。

2　私とカリキュラム

前節で、マインドフル教育の多くの研究は「フォーカス」「精神的安定」の「効果」に焦点があてられていると述べたが、それは西平先生の批判がある「有心の延長としてのマインドフルネス」と言えるだろう。しかし、ＭＢの理論を見ると、有心の延長ではなく、作業モードを手放し、存在モードに目覚めることが描かれる（無心一八〇度）。その否定の後、存在モードに包まれる扉（無心三六〇度）が可能になる。マインドフル教育の様々な学習は、この無心三六〇度に位置づけられれば、有心の延長ではない脱学習を含める学習として「成長」を促す部分もある。

このような「フォーカス」が教育の内容と課程（カリキュラム）に抜本的な変化をもたらす。マインドフル教育の次の目標は、「一二、コースの内容について観照し、内観することによって、学生は教材（題材となっているもの）を自分の中に発見し、その教材に対する理解を深めること」である。この目標の背後にあるのは現代教育に対する厳しい批判である。

私たちは、パーソナルな内省と統合を排除するような、道具主義的な学習を強調してきた。……創造的で、総合的な思考はこれ以上を必要とする。学生が自分のことを教材の中に発見することによって特に養われるホリスティックな取り組みと注意を必要とする。（CPHE, p.4）

大体のレッスンは学生の個別性には無関係だと言える。それは学生の将来、役割、能力などに関わるかもしれないが、学生の人格と体験に直接つながるレッスンは少ないかもしれない。そこで、公教育の暗黙なメッセージとして、「ここで大事なのは一般的なスキルと知識と理解だから、あなたの経験、あなたのあなたらしさは不要なのだ」ということが見えるかもしれない。これに抵抗して、マインドフル教育はフォーカスによって、学生の思考法の変容のみならず、教材の中に自分を発見する力も育成する。ここに、学生のエンパワーメントと大変深みのあるケアが見られる。

マインドフル教育の実践は様々である。例えば、アウシュビッツについての映画を見て、議論する前に瞑想をし、自分の身体の反応、関連する思考を静かに観察する。あるいは、芸術作品をマインドフルに観察する。体系的なやり方として、ＣＰＨＥはマインドフル講読（lectio divina）を提供する。

聖ベネディクトゥスの教示に次が含まれている……レクチョ（lectio、テキストを読んで理解する）、メディタッチョ（meditatio、その意味について内省し、コンテクストに位置づける）、オラッチョ（oratio、意味において耳を傾け、それを生きる）、およびコンテムプラッチョ（contemplatio、静けさにとどまり、テキストの中に神様と出会う）。（Ibid., p.111）

哲学と文学の授業で（大学院の演習でも）、レクチョまではあるが、そのテキストは学生の中にどのように響くか、また、その音を静かに聞くと、意識の深い層はどのように反応するか（お経を唱えるようなプロセス）、また、心の最奥の危機、闇、希望、知恵までに発展させることはめったにない。そこで、それをして何が起こるのかというと、

これらのテキストをよそよそしい、古代のテキストのように読むというよりも、著者が学生に直接話しかけてきているかのように講読する。そこで、学生は、千年以上前に亡くなった人でも、

他者の思考を実際に共有しているのだということに気づくかもしれない。（Ibid., p.117）

このような経験は無心の哲学にも語られる。西平先生は石田梅岩について、次のように述べる。

その時代の正統な学問（儒学）において、学問を修めるとは、「経書」を、師のもとで正しく読み書きすることであった。「ひとり書を読むこと」によってなされるべきであり、口語（話し言葉）によってその思想を解きほぐすことは、「書」から離れることとして、警戒されていた。それに対して、梅岩は、そもそもの始めから耳学問であって、講釈を聴き、自らの体験によって把握してゆくという、正統的な経書の注釈学とはまったく異質な読み方をしていた。

のみならず、梅岩は、文字から学ぶことの限界も語っていた。文字に依拠しなくても学問は成り立つ（「これ文字のする所にあらず、修行のするところ」『都鄙問答』、上八頁）。「天地の生成」は文字の内に納まり切らない。（『無心のダイナミズム』、一六八頁）

しかし、このように教材と真剣に出会っても、学生は必ずしも著者の言いたいことを覚るわけではない。私の様々な授業で、この戸惑いは特に異文化の要素を含んだ教材によく起こる。文化の差異、あるいは時代の差異、あるいは立場（ジェンダー、階級など）の差異により、真剣に出会えば出会うほど、混乱が生じる。ＣＰＨＥはこれについて、興味深い具体例を示している。

興味深かったのは、いかにこの実践とテキストが、学期を通じて力強く、学生の慣れていた文学講読の方法に「浸透し」混乱させたかということだ。コースが始まった頃は経験年数の高い学生が会話を独占した。……コースの終わりには、ゼミの学生全員が平等に議論に参加できるようになったし、その議論はテキストとの関係性において、不確定性と可能性の豊かな場を耕した。（CPHE, p.120）

「混乱」「不確定性」――本当の出会いによって、既存の枠組みが動揺し、学生は混乱に陥る。先輩が偉そうに発言できなくなる。この現象は『無心のダイナミズム』において、小林秀雄の「無私」という考え方を通じて登場する。

彼等が、古典を自力で読まうとしたのは、個性的に読まうとした事ではない。彼等は、ひたすら、私心を脱し、邪念を離れて、古典に推参したいと希つたのであり、もし学者が、本来の自己を取戻せば、古典は、その真の自己を現す筈だと信じたのである。彼等に問題だつたのは、古典に接する場合の、人間としての学者の全的な態度なのであり、如何にして無私を得ようかと案ずる倫理的態度だつた。（『無心のダイナミズム』、二〇五頁）

しかし、梅岩に類似するlectio divinaと無私に類似する混乱と不確定性の講読はどうも異なるので

B　有文（文《あや》がある・わざがある）

稽古によって技術を習得　　技巧にたより、はからいがある

A1　不覚の無文
（稽古の足りない無文）

A2　有文を極めすぎたる無文
（有文を習得した後の有文を超えてゆく無文）

図4－3　世阿弥の「有文《うもん》」と「無文《むもん》」―「有文」を挟んで「無文」が二つに区別される

出所）『無心のダイナミズム』、13頁。

はないか。ＣＰＨＥで、この二つの関係が整理されていないが、西平先生の世阿弥論に戻ると、手がかりがある。

「不覚の無文」は有心の学びの段階を指していると解釈したい。自我の要求に基づいて学習し、自分の都合で学びを曲げたりする段階。この段階の学習は稽古に足を踏み入れてさえいないであろう。

そこで、「有文」はようやく稽古の段階になる。そこでは物事を学ぶだけではなく、自分の勝手な解釈を批判することまで学習する。ここで、既存の枠組みは破られ、脱学習の契機が生じ得る。小林の無私はここに位置づけられると思う。「学ぼうとする意志」「作業モード」「〝まだまだ〟という価値判断」が入るため、有心（零度）と少し重なる部分があるが、無心一八〇度への移行も強い。マインドフル教育の「混乱」と「不確定性」の講読はここに位置するが、ＣＰＨＥにおいてこの要素はあまり強調されていない印象を受ける。[4]

最後に、「有文を極め過ぎたる無文」において、学生は既存の枠組みを突破し、型がもたらす自己疎外を克服し、こころの奥において自由にテキストと出会う。これは梅岩の唱えた創造的学習に近い。無心

三六〇度で、思考と解釈が「存在モード」の中に再び現れる。

３　私と他者

右に確認したように、フォーカスを通じて、学生はカリキュラムの中に、著者と出会い、自分自身と出会う。そこで、学習の深さが味わえる。しかし、出会うのは著者と自分だけではなく、社会と歴史のなかの様々な他者も含まれる。戦争の歴史をマインドフルに学べば、犠牲者と身体的に出会う。社会問題についてマインドフルに議論すれば、排除の様々な形を生々しく追体験する。そこで、次のマインドフル教育の目標は、「三、慈悲、他者とのつながり、教育における道徳的でスピリチュアルな側面の深い理解」と書かれているのである。

ＣＰＨＥで、以上のようなカリキュラムにおける他者との出会いもあるが、直接慈悲を育成する実践が中心に置かれている。「慈悲の瞑想」（lovingkindness meditation）が一つの基本となるが、そのガイドは以下の通り。

最初は自分に対して、優しさの感情を呼び起こします。呼吸をしながら、次の言葉か自分で作文したものを使って下さい。それを声に出して、あるいは心の中で数回つぶやきます。

「私は安全でありますように。」……

「私は苦しみから解放されますように。幸せでありますように。」

「……健康でありますように。」

「幸せに、安らかに、この世界で生きられますように。」

次に、この慈悲の念を向けやすい人に移ります。

…「この人が安全でありますように。」……

その後は友人…好きでも嫌いでもない人…困難を感じる人……すべての存在に対して。皆が安全で、幸せで、健康で、幸福でありますように。(CPHE, p.179)

それ以外にも、「私と同様に」というペア瞑想(相手との類似性について瞑想する実践)、トンレン(他者の苦しみを引き受けて、幸せを返すイメージの瞑想)などがある。このような態度は、例えば、大学におけるコンフリクトにも応用され(Ibid., p.183)、歴史と社会問題の理解も深められる。このような実践を通じて、エンパシー、向社会的行動、メンタル・ヘルスなどが高まるという実証的研究もCPHE(pp.29–32)にリスト・アップされている。そして、「無心のケア」の立場からすると、教師の(無心における)学生に対するケアは、学生自身のケアリング、そしてそのケアリングの深層にまで及ぶ。(5)

他者との繋がり、エンパシーなどは、特に「ケア」の観点からすると大変望ましいことである。しかし実際の演習の様子を鑑みれば、それほど簡単な話ではない。ここで、無心の哲学を参考にしながら、次の二つの困難について論じたい。

（１）他者の苦しみ

九州大学の演習の最初の二か月で、ＭＢＣＴの八週間ワークショップを行った。マインドフルネス実践の意義と効果に対するいくつかの疑問と抵抗があったが、八週間の実践後に行ったマインドフル教育の様々な慈悲の瞑想では、ＭＢＣＴよりはるかに大きな抵抗が学生からあった。慈悲の瞑想では、心の様子をありのままに観るというより、慈悲のイメージをしたり、苦しみの感情に向き合うことを促したりする特徴がある。そこで、宗教性の問題もあったが、（それは次の節に譲るが）一つの大きな問題は他者理解だった。

例えば慈悲の瞑想で、苦しんでいる他者をイメージし、「幸せになりますように」と願う。あるいは「私と同様に」の瞑想で、「この人も、私と同様に、苦しみがある」とつぶやき、その苦しみをイメージする。特にこの問題が最後の「トンレン」の瞑想に際立つ。他者の苦しみをイメージするだけではなく、その苦しみが和らいでゆくこともイメージしなければならない。このような実践をして、学生から様々な疑問が挙げられた。「私にはこの人の苦しみが分からない。」「この人の苦しみを勝手に想像していいんですか。」「この苦しみが和らぐことが私に理解できるはずはない。」「恥ずかしい。」

最初、私はこの疑問に戸惑いを感じた。しかし、少しずつ掘り下げると、学生の間に、他の人の苦しみの話を直接聞いた経験がない、あるいは色々相談に乗っても、「問題」の話があるが、苦しみを掘り下げることはなかった（これは私の講義での状況に過ぎないが、カウンセリングの訓練を少し受けた学生たちは、この問題にあまり苦労していないように見えた）。そこで、CPHEを再確認すると、確かに他者の痛みについての瞑想や、また文学などを通した苦しみとの出会いもあるが、（p.188の自殺の話以外）他者の生の苦しみに直接出会う話はほぼない。

ここで、私は西平先生の無心の哲学からヒントを得た。西平先生は「無心のケアのために――断片ノート」において、この問題を取り上げている。

「スピリチュアルペイン」は単なる気持ちの痛みではない。むろん単なる肉体の痛みでもないのだが、しかし同じだけ精神の痛みと理解されてはならない。つまり、肉体と精神とを区別した上で、そのどちらか一方の痛みなのではない。肉体も精神もすべて含んだその人全体の痛み。その人の全人格が痛んでいる。肉体も精神も含んだそのすべての土台に関わっている。身体性も精神性もそのすべてを含み込んだ一人の人の全体に関わる次元なのである。（七二頁）

このスピリチュアルペインを受け止めるために、「最後は、無心になって患者と向き合うことができるかどうか、それが鍵になる」（同上）。しかし、ここでの前提はCPHEと大きく異なる。西平先生の話はカウンセラーとスピリチュアル・ケアの実践者を対象としていたため、生の苦しみに出会うことが当たり前であり、その出会いが具体例として度々挙げられる。（この強調は西平先生と松木邦裕『無心の対話―精神分析フィロソフィア』でも確認できる。）そこで、慈悲とは想像された苦しみに対する慈しみの念ではなく、想像不可能な「人全体の痛み」の受け容れ。なによりも具体的で、なによりもリアルな痛みとの出会い。

そこで、マインドフルネスのような注意の向け方、瞑想の話も大事だが、それは他者と切り離された形では完結しない。

まず、スピリチュアルケアとは「自我への執着、自己自身への囚われ、我執性」から離れてゆく営みである。しかしその営みは「関係性（やりとり）」である。個人の心の中で生じる営みではない。互いのやりとりの中で、それぞれが、自分の自我への執着から離れてゆく。（同、七六頁）

このヒントを解説すると、ケアの「実践的な慈悲」とCPHEの「観照的な慈悲」を分けてはいけない。悩み相談を真剣に聴いた経験のない人は、慈悲の瞑想をしても、その深みが出ない。トンレンで痛みを吸い込もうとしても、想像されただけの痛みの「黒い煙」は、本当の慈悲を呼び起こさない。同時に、逆のことも言える。観照的な慈悲の力、マインドフルネスの力を借りない慈悲の実践は、どのようにして「無心になって」患者の全人的な痛みと向き合うのだろうか。マインドフル教育の最初の二つの目標において、内面的な観照（フォーカスの質の変化）と実践的な観照（教材と関わるマインドフルネス）がセットであるように、慈悲の瞑想と慈悲の実践はセットになっているように思える。マインドフル教育のコンパッションの側面に、ぜひこれを取り入れてほしい。

（2）マインドフルネスと心なし

もう一つの困難は、マインドフルネスの実践により、個人の内面に集中するようになり、逆にコンパッションと正義にあまり興味を示さなくなる傾向である。もしかすると、この傾向はマインドフル教育の初心者より、経験者の方に多いかもしれない。「マインドフルな状態から考えると、日常の問題はあまり問題として感じられない。」「社会問題などは色々あるのだが、結局それを解決しようとするのは、作業モードだけではないか。」とても冷たく聞こえるが、無心の哲学からすると、必然的な部分もあるように思える。

西平先生は梅岩について語る際、二種のコンパッションについて論じる。

松は緑に、花は紅、侍（さむらい）は侍、農人は農人、商売は商売人、職分の外に望み有らば有心にして、無心の天に違（たが）へり。違へば天命に背く。（『語録』上四七三頁、『無心のダイナミズム』、

一七一頁）

社会の秩序が正しい方向に向かっている場合、右の考え方は健常に思える。自分を無にして、わがままを捨てて、その社会に奉仕する。しかし、社会の様々な問題を念頭に置くと、このような態度は「順応の論理」に聞こえる。そこで、西平先生はもう一つのコンパッションを梅岩に発見する。

無心が、「天地の心」に随うことであり、「万事、物の法に随うのみ」をそのままに生きることであるなら、「物の法」の貫徹として、「物の法」に合致しない社会の不正に対して異議を申し立てることがあっても不思議ではない。それは、私心による不満ではなく、有心による反発でもない。無心にして「物の法」を生きるがゆえに、「物の法」に背く社会の不正に対して抵抗し、「物の法に随って」変革を求める可能性が残されているはずである。（同、一七五～一七六頁）

私が声をあげるのでない。内なる何かが、無心の私を、突き動かしてしまう。したがってそれは、「我」の怒りから生じた反応ではない。「我」に囚われた復讐から生じた抵抗ではない。むしろそうした「我」から離れ、「我」を越えてゆく方向性の中に生じてくる。「我執性」という言葉を使ってみるなら、我執性に囚われた復讐ではなくて、「我執性」から離れてゆく方向性の中で、自然に生じた反応としての抵抗。あるいは、その抵抗そのものが「我執性」から離れてゆくことにつ

ながるような、無心の抵抗。「抵抗の拠点としての無心」ということを考えたいと思っているのである。（同、一二三頁）

このように見ると、コンパッションは「奉仕」「批判」の両方に機能しうる。これは一対一の慈悲だけではなく、社会活動、倫理、正義にも大きく関わる、マインドフル教育からすればとても大事な機能であろう。

しかし、以上の有心と無心の議論から、困難の点が明確になる。以上の奉仕も批判も、無心が世界に戻る、存在モードから再び作業モードに戻る状態における働きを示している。その間に「無心一八〇度」の瞬間がある。例えば、我執に基づく奉仕から無心の奉仕へ転換する際に、最初はその我執性に支えられた奉仕が消える（テストのためだけ勉強した学生が、テストの無意味を自覚した瞬間に、勉強しなくなる）。同様に、自我、権利の主張などに由来する批判は、無我と無心の自覚によって、一旦は批判できなくなる（例えば「プロレタリアートの権利を主張するのは、執着ではないか」という疑問と戸惑い）。

この切り替えは、ＣＰＨＥやＭＢＣＴの教科書の中では見当たらない。しかし、『無心のダイナミズム』では、繰り返し「心なし」の無心が語られる。慈悲の場合、先の無心一八〇度の冷たさが、心なしの無心に他ならない。

4　私と私

以上のように、フォーカスの質的変化は教材だけではなく、他者との出会いにまで及んでいる。その他者との出会いには実践と観照の相互作用などが必要であり、また無心の否定的な面の考慮も必要であるが、このことは教育にとって、とても大きな意義を持つ。このような、注意、教材との関係、他者との関係により、その中心にある「私」に大きな変化が訪れる。それはマインドフル教育の最後の目標として示唆されている。「四、自分の心の本性、人格的な意味、創造性と洞察を探求すること。」この「自覚」は最も非科学的であると考えられがちであるが、科学性を意識するMBCTにおいても次のように語られている。

思考に関しては、マインドフルネスを通じて、新しい全く異なる関係を開拓できます。……気づきの中で直接、思考を実際の姿で見るのです。すなわち、単なる構築物、心が生んだミステリアスな創造物、現実を正確に反映しているかもしれないし、していないかもしれない心の出来事として見るということです。思考＝事実ではないことを認識しましょう。思考はまた、本当は「私のもの」でもなければ「私」でもないのです。（『うつのためのマインドフルネス』、二〇九頁）

注意を向けることによって、思考、作業モードなどにおける意識の虚構性を——そこではありのままの現実から離れているのだということを体験することができる。そこで、思考を使いながら、しかし思考に囚われているわけではない「注意の場」が可能になる。そこで、MBCTはさらに一歩進める。

［無選択の気づきにおいて］気づき以外の何にも注意を向けることは試みず、気づきの中にのみ安住するのです。自分が瞑想していると考える必要さえなく、瞑想する「自分」が存在するとさえ考えなくてよいのです。（同、二二七頁）

作業モードの独占が解消されれば、世界と一方的に対立する欲望の主体である「私」も虚構になる。そこで、私と世界の根本的な統一が実感されるカバットジンはこれを「結びつき」として語る（『マインドフルネスストレス低減法』第一八章を参照）。この結びつきは私と世界、私とカリキュラムの関係を根源的に変容させるが、またその変容によって、他者との本当の出会い、他者の全人的な痛みへの直面が促進される。

しかし、MBCTとマインドフル教育ではあまり議論されない、二つの大きな問題が潜んでいる。

（1）魔　境

無我・無心の自覚は自己の「否定」に他ならないが、その否定には文字通りの厳しさがある。リンダールら（Jared R. Lindahl et al）の「観照的経験の多様性――西洋仏教徒の瞑想に関わる困難の混合研究法」（The varieties of contemplative experience: A mixed-methods study of meditation-related challenges in Western Buddhists, *PLOS ONE* 2017）によると、認知（世界観、ビリーフの混乱）、知覚（幻覚）、感情（パニック、躁状態、自殺願望など）、身体（エネルギー、睡眠の変化）、意欲（やる気が出なくなるなど）、自己概念、社会性（人間関係の困難）、これら七つの領域にわたる様々な困難が瞑想によって経験されている。瞑想においてうつ病と自殺に繋がる「シリアス」な有害作用も報告されている。（p.16）

右の議論を踏まえれば、私たちがすでに見てきたマインドフルネスに基づく治療や教育のなかに、このような有害作用が存在する可能性をすぐに予想できるだろう。注意の質的変化によって、世界との関係が否定され、新しい関係が生まれてくるため、認知、知覚、意欲の問題が生じるのは不思議ではない。また、他者との関係の変化は社会性の困難に繋がることも理解できる。この二つの変化が合わさって、自分と自分自身、そして他者との関係とが全体的に変化し、自己概念、感情などにも影響が及ぶだろう。しかし、不思議なことに、この問題はＣＰＨＥの本に取り上げられていない。また、ＭＢＣＴの教科書にも、これは紹介されていない（ＭＢＳＲはトラウマなどの話を少し取り上げているが）。この有害作用の認識は次のように概要される。

瞑想の関する研究の大多数（七五％以上）はこの有害作用（adverse effects）を積極的に評価してい

ない。……結果として、消極的な監視は大幅に有害作用を過小評価している（二〇倍）。アンケートや臨床者による面接を通じて、ＭＢ介入の研究者の数人が積極的にこの有害作用を監視しているが、これはシリアスな有害作用（命に関わる、あるいは死に至る出来事）、あるいは臨床的ケアを必要とする既存の臨床転帰の「悪化」（例えばうつ病と自殺念慮の悪化）に限定されがちである。この有害作用およびトラウマのフラッシュバックが「参加者へのリスク」としてＭＢＩのガイドラインに挙げられている。（"Varieties of Contemplative Experience," p.4）

実際に九州大学の授業の数か月間だけでも、マインドフルネスが教える「問題に対する〝対処の仕方〟」が普段の自己防衛を不可能にしてしまうという矛盾などが様々な困難を起こした。無心の思想は宗教と密接な関係があるため、以上は「魔境」としてこれまで論じられてきたが、宗教から距離をとったマインドフルネスの言説では、このような意識が乏しい。マインドフル教育では、瞑想を一斉授業で行う実践もあるが、一人ひとりがどのようにこの体験を受け止めて、そこに魔境はないか、魔境があればそれは十分にケアされているのか、という指導の不十分さを懸念せざるを得ない。

（２）宗教と世俗主義

実は、先の「宗教と距離をとった」という表現の背後に、大きな問題が潜んでいる。西平先生の無心の哲学も、マインドフルネスの言説も、一つの宗教（仏教）の境界線を越えて、人間一般の経験に関わろうとする。しかし、この場合、「超える」「一般」などのニュアンスによって、様々な立場がある。

一つの立場は、「宗教的中立性」と言いながら、中立性よりは宗教から距離を置き、世俗の側に立とうとする。例えば、ウィリアムズらのＭＢＣＴの教科書において、「Religion」という言葉は一回も出ない。「仏教」は一回のみ、序論に言及される。このように、宗教性の押し付けなどの問題を避けて、しっかりと科学として確立しようとしていると言えるだろう。

もう一つの立場は「宗教的多様性」と言える。ＣＰＨＥでは、宗教性の問題について直接議論する。

フォーマルな、世俗的な教育において、宗教的信仰から距離が置かれている。これは学問の自由に不可欠で……世俗的な制度の中では、学生に特定のスピリチュアル・ビリーフを要求したり、ある宗教の考えに改宗させたりすることは認められない。観照的実践の多くが宗教的伝統に由来するため、学生に宗教の考えを押し付けないように気を付けなければならない。しかし、それは実践のスピリチュアルな諸側面を避けなければならないという意味ではない。むしろ、学生の考え方と経験を尊重しながら、起きて来ることを受けとめなければならない。（CPHE, p.78）

ここでは信仰の多様性を認めながら、学生の背景の違いを認めながら、実践の宗教性が排除されてはいない。それは学生の立場によって相対化される。そして同時に、これは相対主義（すべての宗教的・非宗教的なビリーフが正しい）ではない。ＣＰＨＥではDiana Eckの言葉が引用される。

多元主義は単なる相対主義ではなく、真のコミットメントの場づくりをしている。……多文化主義社会の出会いはコミットメントの出会い、特殊性ととがった部分を含める他者との出会いでなければならない。（Ibid., p.80）

西平先生の無心の哲学もこの問題に取り組んでいる。右の繰り返しだが、西平先生は鈴木大拙を次のように引用する。

自然法爾の世界は無心の世界にほかならぬのであります。無心を意味づけるときに、禅宗は禅宗的にやり、真宗は真宗的にやります。これは根機の相違から来る解釈の相違で、無心の体験そのものの端的には変わりないと自分は信じて疑わないのです。（『無心のダイナミズム』、四一頁）

これを見ると、西平先生の無心の哲学は「宗教的中立性」ではなく、「宗教的多様主義」に近い。しかし、これはすべてのビリーフを一即多にする相対主義であろうか。

今日こうした理解は、素朴な「心理主義」と批判され、すでに多くの難問が指摘されている。

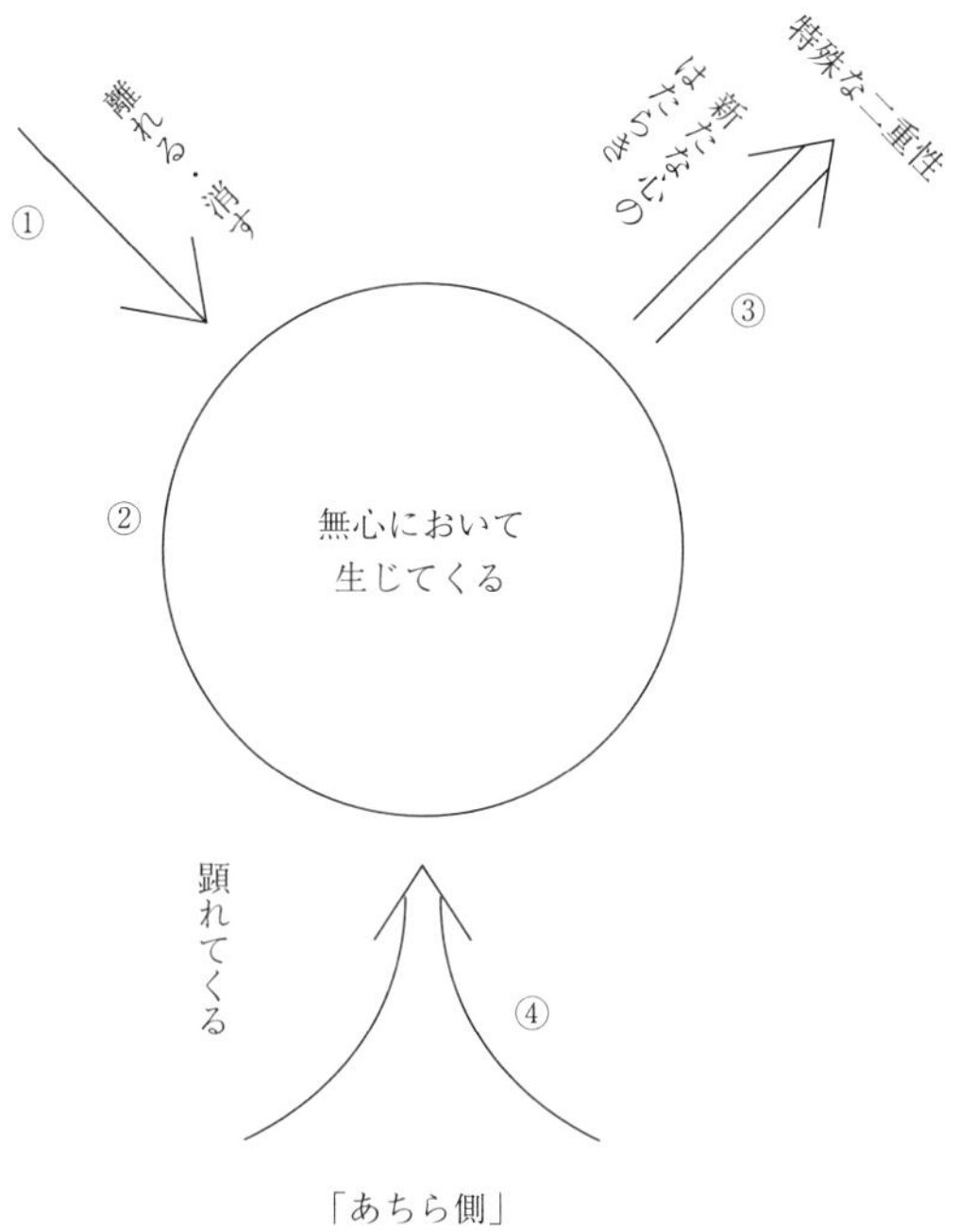

図4－4　暫定的な見取図
出所）『無心のダイナミズム』、32頁。

例えば、禅宗的にも真宗的にも理解される以前の「体験そのもの」が本当に成り立つのか。それは誰によって体験されるのか。いかなる宗教的前提もなしに「体験そのもの」を理解することができるのか。まして言葉で表現することができるのか、等々。

西平先生はこの問題に踏み入らない。しかしそこから分かるのは、宗教の違い、また無心観の違いを認めながら、その多様性から学ぶ態度であり、これは

CPHEのアプローチに非常に近い。

この宗教との繋がりはポリティックスの問題だけではない。これはマインドフルネスと無心の構造、論理、内容に繋がる面がある。

西平先生の図を見ると、無心には①有心から離れる、②無心の中に世界と出会い、それを受容する、③無心から世界と積極的に関わる（無心三六〇度）という特殊な二重性、④この動きが他力に支えられたという感覚（これは私の力ではない）、そして⑤このすべての動きを包括する自在がある。そこでこれまでのマインドフルネス論を整理すると、『うつのためのマインドフルネス』には①と②が強いが、③が比較的に弱い（扉）、そして④は全く論じられない。

カバットジン『マインドフルネスストレス低減法』は少し異なる。第15章において、カバットジンは宗教体験について語る（ボディースキャンを通じて「神」に出会う、三〇〇頁）。ここで、カバットジンは、せめて、ある患者の例によって、この④の経験がMBSRに繋がっていることをある程度認めていると言えるだろう。

それでは、この④の排除はどう影響するのか。一つはスポーツなどの「ゾーン」や能に見られる受動性の経験を十分に受けとめ切れない。西平先生的に言えば、厚みが失われる。「演者が「シテ（能舞台の主人公）の怨念」を演じるのではない。怨念が、演者を通して、顕れる。」（『無心のダイナミズム』、三〇頁）という現象から見ると、この受動性は人間の経験の一つの大事な要素かもしれない。（これが全員に当てはまることかどうかは別の問題として。）また、「神様」「他力」「あちら側」という表現によって、とても言葉では表現しきれない「自分を通じて、けれど自分を超えた働き」、無心の働きを表現することが助けられる。そして、これは仮説にすぎないが、このような表現はある程度、「魔境」と取り組む際に、その経験を表現し整理する助けにもなるかもしれない。もし、宗教性を排除する場合、この経験の要素を受けとめる何らかの手立てと、その表現を助ける新しい手助けが必要であろう。

おわりに

これまで、マインドフル教育の四つの目標を通じて、「私と世界」「私とカリキュラム」「私と他者」「私と私」という四つの側面において、マインドフルネスと無心を比較した。そこで、作業モード・存在モードと有心・無心、強制力なき意図と願う願わない、経験と学習の統一、マインドフルネスに由来するコンパッション、思考と自己からの脱同一化など、様々な類似性があった。

この類似性を眺めてみると、マインドフル教育で無心をどのように実践できるか、様々な示唆に富んでいることがわかる。教員もマインドフルな実践を積み、そこで学生にもこの実践を共有し、その実践を通じて異なる教材と他者の出会いが可能になると、無心の力を持つとても深い教育関係、一種の無心のケアが実現できるであろう。

しかし、同時に、西平先生の無心の哲学を通じて、マインドフルネスの様々な要素が新しく整理できる。有心（零度）、無心（一八〇度）、平常心（三六〇度）のある種の「発達」、有文の学習と無文の学習の展開と相互関係、マインドフル・コンパッションの従順な表れ（社会奉仕）と批判的な表れ（ソーシャル・ジャスティス）、そしてその発達の途中の「心なし」、無心の哲学を通じて、マインドフル教育のプロセス、理論、そして課題もより明らかになるであろう。最後に、特に宗教と複雑な関係を持つ日本において、宗教性の排除とその難しさに関して、様々なヒントもあったが、これについてのさらなる考察が必要である。

マインドフル教育は、作業モードに支配されている世の中において、とても大事な使命があるように思われるが、それを批判的に検討することによって、その正しい発展に少しでも貢献したい。

謝辞

日本語を丁寧に修正して下さった、また様々な点に議論をして下さった九州大学人間環境学部の本田陽彦氏にお礼を申上げたい。

注

（1） ランガーのマインドフルネスとカバットジンのマインドフルネスの比較は拙著 "Mindful Education and the

Kyoto School" を参照。

（2）西平先生『稽古の思想』（第一一章）において、これは「落居」としても説明される。ただ、ここで分かるのは、「成功」と「成就」の対比は世阿弥よりも、西平先生にあっての強調である。

（3）以上のように、治療・稽古・教育のズレが解決されたように見えるが、実は課題が残るのである。三つの立場とも、「マインドフルネスを通じて、作業モードを手放し、存在モードに包まれた形で、作業に戻る」を進めている。しかし、内容は同じだが、議論の次元が異なっているのではないか。MBCTとMBSRの場合は治療であるので、特にランダム化比較試験（RCT）で大事なのは、このマインドフルネスによってストレス・鬱などが和らげられるかどうか―実証的、功利的な議論になりがちなところがある。しかし、世阿弥、特に井筒の哲学だと、このような「マインドフルネスの見方は役に立つから」という議論の仕方はあり得ない。マインドフルネス／無心は、現実の有り方にマッチングしているのが大事であろう。経験と実証の話よりも、議論は存在論的になる。教育の場合はどうだろうか。CPHEでマインドフルネスが論じられる場合、それは役に立つ手段なのか、真実そのものなのか。病気であるかどうかに関わらず実践が推奨されるという点で、認識論的な議論として世阿弥の稽古論に近づくが、井筒の存在論までは行かないと思える。この議論の次元の差異を念頭においていただきたい。

（4）この有文の学習は、日本教育に大きな影響を与え続けている「型」の概念（あるいは「守破離（しゅはり）」の教育論）と密接に関わる。西平先生の『世阿弥の稽古哲学』および『稽古の思想』に、この「型」の詳細が論じられているが、いくつかの要点をピックアップしたい。型の普及には、芸道の「マス化」にも繋がる、教えやすさの面がある。また、型には基本的に限界があるため、型をマスターすることによって逆に自己疎外を起こすことから（『世阿弥』第五章）、生きていない、決まり切った形という印象を与えがちな部分が確かにある。しかし、型のしばりは身体のある種の「荒さ」を克服し、また創造性の土台でなければならない。それは「型の稽古―［予測不能な］ハプニングに対応する身体を育てる」（『稽古の思想』第六章）ものでなければならない。それを可能にするため、型の背後に生きている人格（師匠）がなければならない。（これは梅岩と小林秀雄の学問論に類似する。）そこで、「型」は「形」ではなく、様々な形を生むことができる永遠性を持たないといけない。このように考えると、「練習は覚えるためにするが、稽古は忘れるためにする」（同上）という言葉があるように、型を学ぶ「有文の学習」は単なる有心ではなく、それを克服する要素が大きいと言える。

（5）ただ、瞑想と人間関係の繋がりは、ＭＢＳＲと『無心のダイナミズム』で詳細に議論されているわけではない。Paul Gilbert の *Compassion Focused Therapy* の議論からすると、それは注意の問題だけではなく、愛着と感情システムに繋がっているため、有心と無心の議論に収まり切らない。それゆえここでの説明は割愛する。

参考文献

西平直『世阿弥の稽古哲学』東京大学出版会、二〇〇九年
西平直『無心のダイナミズム――「しなやかさ」の系譜』岩波書店、二〇一四年
西平直「無心のケアのために――断片ノート」『身心変容技法研究』第四号、二〇一五年
西平直、中川吉晴、坂井祐円、セビリア・アントン『ケアの根源を求めて』晃洋書房、二〇一七年
西平直、松木邦裕『無心の対話――精神分析フィロソフィア』創元社、二〇一七年
西平直『稽古の思想』春秋社、二〇一九年
西平直『ライフサイクルの哲学』東京大学出版会、二〇一九年
マーク・ウィリアムズ、ジョン・ティーズデール、ジンデル・シーガル、ジョン・カバットジン『うつのためのマインドフルネス実践――慢性的な不幸感からの解放』星和書店、二〇一二年
ジョン・カバットジン『マインドフルネスストレス低減法』北大路書房、二〇〇七年
ネル・ノディングズ『ケアリング――倫理と道徳の教育』晃洋書房、一九九七年

Barbezat, Daniel P., Bush, Mirabai. *Contemplative Practices in Higher Education: Powerful Methods to Transform Teaching and Learning*. San Francisco: Jossey-Bass, 2014.
Gilbert, Paul. *Compassion Focused Therapy*. Routledge, 2010.
Sevilla, Anton Luis. "Mindful Education and the Kyoto School: Contemplative Pedagogy, Enactivism, and the Philosophy of Nothingness." *Advances in Cognitive Neurodynamics (VI)*, ed. José M. Delgado-García et al. Springer, 2018.
Schonert-Reichl, Kimberly A., Roeser, Robert W. *Handbook of Mindfulness in Education: Integrating Theory and Research into Practice*. Springer, 2016.

コラム5

無心のケア、あるいはスピリチュアルケアを前にしての戸惑い

後藤悠帆

ご縁に恵まれ、「無心のケア」研究会には、全回を通じて参加させていただいた。「ケアするのは誰なのか」という問い、あるいは、「無心のケア」という言葉を手がかりとして、様々なケアの場で活躍する研究者同士の議論は、毎回が私に多くの気づきと学びの機会を与えてくれた。

私は、精神分析の創始者であるフロイトの思想を研究している。そうした私が、「無心のケア」を議題とするこの研究会に参加して感じたのは、いくつかの質の異なる「戸惑い」であった。

たとえば、「ケア」という問題を考える。精神分析を念頭に置きながら私が考えるのは、ケアする人とケアされる人との関係性、あるいは、そのケアの関係に影響を与える「欲望」や「転移」といった点である。ところが、この研究会では、そうした「二者関係」を超え出るような位相を、「無心」や「法蔵菩薩」という言葉をあて、議論を試みる。いいかえれば、ケアの「作法」にとどまらず、ケアの場そのものを支える「深層」や「根源」を言葉にしようと試みるのである。「ケア」という営みを前にして、自身が想定していた前提の狭さに、私はその都度気づかされた。

坂井祐円先生が発表されたある会では、仏教とケアの議題が掘り下げられていった。ケアの場に働く、「法蔵菩薩」や「慈悲」の働き。これまで自覚的に仏教と関わりをもってこなかった私にとっても、坂井先生自身のケースを通して紡がれる言葉を、ある程度の実感をもって聞くことができた。

しかし、この「ある程度」、という理解の度合いが、また私を悩ました。仏教が示す世界や人間へのものの見方には、納得感をもってわかる何かがある。しかし、仏教が示す世界を、どれだけ真剣に受けとめればいいのかが、私にはわからなかった。しかも、今ここで問題になっているのは、私という個人の人生に対する態度選択ではない。私が「スピリチュアルケア」という営みを前にして、自分が意識的に持っている世界への見方、人間に対する態度では、到底ケアの場に参加することなどできないという、他者との関係のあり方から切実に要求される話なのである。

社会的・経済的な成功を目標とする「世俗」的な価値観では、ターミナルケアやスピリチュアルケアの現場では力にならない。たとえば、私が研究しているフロイトの精神分析は、やはり「治療」であって、最終的には、患者が再び「健康」を回復して、社会のなかで元気に生きていくことを目標にする。精神分析の治療が前提とするこうした価値観の限界は、身にしみてよくわかる。

しかし、だからといって、「ケア」や「死」という議題を前にして、それに対する深い知恵をもつ仏教やキリスト教の言葉や世界の見方を、私はどう受け止めればよいのだろう。自身の限界を自覚して、私は「スピリチュアルケア」の実践を考える梘座が欲しい。だけれども、「法蔵菩薩」や「慈悲」という用語で説明される仏教の世界観を、私がスピリチュアルケアを実践する際の「支え」としてみようとする際に、何かの「戸惑い」があるのだ。私自身は、死後も含めた世界に関わる、私の実存に関わる物語として、仏教と関わりを持っているわけではない。そんな私が、「ケア」する際に、「宗教」の知恵の力に与ることができるのか。

小西達也先生がのべるように、スピリチュアルケアの現場では、ケアする立場としての自分自身がもつ世界観が鋭く問われる。私はすでに、自分の世界観の狭さを身にしみてわかっている。けれど、今の私は日常の中で「死」や「人生の終わり」について、意識的に考えることはない。年齢の問題もあるのだろうが、私の意識は、生に執着している。けれど、スピリチュアルケアという、この事例を考えることで、私は私の世界観の反省を迫られる。世俗的価値の限界への自覚と、それにもかかわらず、死後や魂の世界を語る宗教の知恵に対して感じる距離感。こうした葛藤こそ、自身の「宗教」的基盤を意識的には自覚していない、多くの日本のケアの現場に立つ人が、抱えるジレンマなのではないか。

翻って、私は、スピリチュアルケアやターミナルケアの議論を前にして感じるのと同じような戸惑いを、「教育」に対して持つことは少ない。当然、教えることに伴う多くの悩みや葛藤、自身の態度の反省を抱くことはたくさんある。だけれど、私が「教師」として被教育者の前に立つことに、私にはこの役目は到底つとめられない、というほどの強い抵抗感はない。おそらくその理由は、私も被教育者も、教育とはある種の肯定的な価値に向かう働きかけである、ということを無意識的にも共有し、心のどこかで自分自身を納得させているからであろう。

しかし、だとするならば、教育現場には参加できて、スピリチュアルケアの現場には参加できない、この私を規定している考え方の前提とは、なんなのだろうか。死に逝く人を看取ること。それを社会のなかで、普通の人々が普通に担っていた時代があった。時代は下り、今の私が生活し、働く日常では、スピリチュアルケアの現場を考えるよう、誰かから求められることはない。人の人生に必ず訪れる大事な一場面を忘れた上で、私は人間の成長や発達について、考えていることになる。しかし、そうした態度で「教育」に関わり続けることは、はたして適切なのだろうか。私はもしかしたら、自分が思っているよりもはるかに狭い視野から、「教育」という営みをみているのではないか。

その上で、また、同時に感じるのは、「ケア」や「教育」をめぐる、「宗教」と「世俗」との境目である。一般的に、学校教育や医療制度は、世俗的な価値に基づいて運用される。しかし、スピリチュアルケアが「世俗」的な価値だけでは、その営みが全く立ちゆかなくなるのと同様に、「教育」にもそういう側面があるのではないか。教育の実践を支える「ビリーフ」を探求する稲垣応顕先生の論文は、そのことを気づかせてはくれないか。そして、たとえば、「無心」という言葉。これは、世俗的価値か、宗教的価値か。ここで二者択一の議論をする前に、西洋由来の「宗教/世俗」概念を巡る概念史や、日本という文化における「宗教/世俗」の境界を、丁寧に検討する必要があるとは思う。しかし、「無心」という言葉を手がかりとして、ケアについて、教育について、考え、議論すること。ここには何か、教育やケアを根底から考えるためのひとつの道筋があるように、研究会の一参加者として私はとても強く感じた。

第6章　無心のケアが開かれるとき

坂井祐円

はじめに

無心のケア――この言葉を聞いて、ピンとくる人はどれくらいいるだろうか。あまり馴染みのない言葉である。とはいえ、少しくらいはイメージをつけることもできそうである。

無心になってケアする。ケアすることに集中し、没頭している。誰かのために一生懸命になってケアしている。そんな姿が思い浮かぶ。

相手のことが心配で、気になって仕方がない。そこで、なんとかしてあげたいと、いろいろと手を尽くそうとする。ともかくひたすらに相手のことばかり考えている。一つ一つの行動や言動が、すべて相手のためを思って表出してくる。

ここでは自分よりも相手が優先されている。相手が第一、自分は二の次。自分の心は、相手のことで一杯になっている。相手に自分の心を預けてしまっている。ということは、逆に言えば、自分の心が無くなっている状態とも言える。

このような状態を、ケアリング論の用語では、「専心没頭(engrossment)[1]」と呼んでいる。相手のニーズを見極め、徹底的に寄り添って、相手の内側へと入り込もうとする態度である。これは、受容や共感といったケアの基本的態度の前提になっている。そしてまた、相手に尽くすこと、相手に対する献身、あるいは自己犠牲といった態度にも通じている。

ところで、こうした態度でケアすることを「無心のケア」とひとまず表現できるとしても、そこにはいくつかの陥穽が潜んでいると思われる。

専心没頭は、一見すると、何の問題もないように見える。相手に自分の心を預けるということは、ケアがうまくいっているときには、相手の喜びが自分の喜びとして感じられてくるのであり、ケアすることに深い意味をもたらすであろう。とはいえ、このことを敷衍していけば、相手の感情がそのまま自分の感情として共有されることを示している。ということは、ひとたびケアの流れが滞ってしまえば、今度は逆に、相手の思いに振り回され、こちらの思いも揺れ動くことになるのである。

これはいわゆる「共感疲労」の問題である。相手に思いを寄せすぎて、かえって精神的に疲れてしまうという、ケアする人が陥りやすい現象である。相手のことを思って一生懸命になってケアするとき、その状態は確かに「無心になってケアしている」と言えるかもしれない。ところが、ケアする人が、相手の心に自分の心を重ねて、のめり込みすぎてしまうと、無心からはむしろ遠ざかっていく。無心のケアとは似て非なるものになってしまうのである。

もう一つの問題として、こちらは相手のために良かれと思ってケアしているつもりでも、当の相手からすると、大きなお世話だと感じていたり、プレシャーに感じていたりすることがある。自分のことを気遣ってくれるのは有難い、でもなんか違うんだよなあ、という気持ちになっていたりもする。つまりは、相手のためと思いながら、案外ケアする側のひとりよがりでしかないということも、ケアの場面ではよくある話である。相手のことばかり考えるといっても、一方的な思いでしかないとすれば、それは相手に対する執着であって、無心のケアとは言えないだろう。

そもそも無心とは何なのか。無心になってケアするとはどういうことなのだろう。

「無心」という言葉は、禅仏教に代表されるように、瞑想の実践においてしばしば用いられる。この場合、無心とは、精神の崇高な状態を表し、高度な精神統一の修行を重ねることで到達する無念無想の世界、洗練された達人において実現する心の様態を指す。いわゆる無我の境地、我執を取り去った悟りの境地である。

こんなふうに説明されると、無心は急に疎遠に感じられてくる。自分にはまず無理だな、という思いになる。無心の境地は瞑想の達人にしか開かれていない。そうだとすると、純粋な意味で、無心になってケアするなんてことは、凡人にはありえないということになってしまう。

崇高な理想としての無心と、日常の場面でも起こりうる無心。無心には、まったく別々の、相容れない二つの方向があるのだろうか。たとえそうだとしても、どこかでつながるところがきっとあるはずである。そして、その辺りに、無心のケアが成立する契機があるのではないか。そこで本章では、ケアの実際にできるだけ寄せながら、無心のケアとはどのようなケアなのか、それはどのように成立するのか、について考えてみたいと思う。

1　ケアする中で相手と心が通じ合うということ

ケアの実際に立つと、後から振り返ってみれば、あのときは無心になってケアしていたなあ、と思い出すような場面は、案外多いのではないだろうか。たとえば、看護大学の学生が実習中の出来事をレポートに書いた次の一文には、そのように感じさせるエピソードが描かれている。

担当の患者さんと院内を散歩していたときのことです。患者さんは車椅子に座っていて、僕は押しながら歩いていました。一巡して病室に戻ろうとしたときに、エレベーターが故障していて病棟のほうに上がれませんでした。しばらく待ってみようとも思ったのですが、検温の時間などがあるので早く戻ったほうがよいと思い、階段を使うことにしました。別の男性の看護師の方にもお願いして、二人で車椅子を持って階段を上がりました。

ようやく病室に戻ることができ、車椅子から患者さんを起こしてベッドに移動させることができました。いつもより大変だったせいか、「やったあ！」という気持ちになり、そのおじいさんもベッドに座ったときに僕のほうを見て、「いいね」のポーズ（手を握って親指を上げるポーズ）をして、ニコッとした顔をしました。このときは、すごく心が通じ合った気持ちになりました。

なんだか癒される。爽やかで清々しい気持ちになる。そんな感覚が伝わってくる場面である。ケアすることによってやりがいや喜びが生まれるのも、こうした場面をときおり経験するからなのだろう。この一文には、無心という言葉は一度も出てこない。とはいえ、車椅子を持って階段を上がっていく様子、患者の身体を車椅子からベッドに動かそうとする様子などを想像すると、相手のためを思ってまさしく無心になってケアしている姿がありありと目に浮かんでくる。そして、だからこそ、この若い実習生の無心にケアするその思いが、患者である老人にも伝わって、二人の間に協同感覚が生み出されて、心が通じ合ったと感じられたのだろう。

無心になることは、別段、禅の悟りのような境地に至らなくとも、日常的に起り得ることである。その場合、無心とは、物事や行為などに意識を集中することであり、とくにケアの場面のように、関わりをもつ相手がいるときには、相手に尽くそうとする思いで一杯になる、という状態が含まれるように思う。しかも、こうした状態になることによって、相手と心が通じ合う、わかり合える、といった一体感のような感覚を味わうことが多い。言うなれば、無心になることと共感性が高まることにはある程度の相関性が認められるのであり、ここから相乗効果として一体感が起こり、安心や温もりといった感覚、深い喜びなどが現われるのである。

しかしながら、その一方で、無心になってケアすることで共感性が高まるとしても、そのことで、かえって傷つきや困惑や痛みなどを経験してしまうこともある。さらには、相手の感情や思考、意思などが伝わってこないとき、これらの心の動きが遮断されていると感じられるときには、意思疎通の不全感を起こして、ケアすることの意味自体を見失ってしまうこともある。このことは、次のエピソードに典型的に表れている。

介護実習のときに、認知症の利用者さんを受け持ちました。その日は、たまたま施設の行事で、お笑い芸人みたいな人が来ていて、コントをしてくれました。みんな笑って楽しい時間を過ごしました。その利用者さんも笑っていたように思います。

行事が終わって、車椅子を押して部屋に戻るまでの廊下で、「今日は、楽しかったですね」と声をかけたら、「はあ？　何かありましたかいなあ……」と、さっきまでの出来事をまったく覚えていませんでした。この方とは意思疎通ができないような気持ちがして急に怖くなりました。結局、実習の間、こちらの名前も覚えてもらえませんでした。

ただ介護するだけなら、ロボットが介護しても変わらないと思います。人が人を介護する意味って何だろうと、ずっと考えています。

この一文もまた、学生のレポートから取り上げたものである。この学生は、もともと他者に共感しやすい傾向をもっていたために、意思疎通が難しく共感しにくい相手にかえって過敏に反応してしまったのだろうと思われる。

とはいうものの、この学生もケアの職種を目指すからには、認知症をもつ人々の症状や特徴については、事前に学習したり、見聞きしたりして、知識としては十分に理解していたはずである。それゆえ、たとえ実習生であったとしても、ケアする側に身を置いたのであれば、こうした反応は当然のものとして受け入れるべきなのではないのか、という疑問も湧いてくるかもしれない。

ところが、ケアの現場では、当事者と直接に関わることで初めて感じ取ることのできる「リアリティ・ショック（reality shock）」というものがある。おそらくこの学生が漠然と思い描いていたケアの現場は、人と人とが和気あいあいと気持ちよく心を通わせることができる場所、といったような牧歌的なイメージだったのだろう。たとえ認知症の人であってもわかり合えるところがあるにちがいないと、素朴に感じていたのである。けれども、実際にケアの現場に出てみると、これまでの人生では経験したことのない、想像もしていなかった相手の反応に困惑し、自分と同じ人間と関わっているという感覚が根底から揺らいでしまって、怖れにも近いような思いを抱いたのである。

この学生のように、ケアという営みに対して、相手とわかり合える、気持ちを通じ合うことができるはずだ、といった過度な期待を込めてしまうと、それが実現できなかったときには、その反動からバーンアウトに陥る可能性も少なからずあるだろうと思う。

実際のところ、ケアに関わる人の多くは、バーンアウトを回避するための方略として、無意識にケアに見返りを求める思いを優先させている。それは、ケアする対価として相手から感謝され、自分への評価が高まることにケアすることの意味を見出すことであり、言うなれば、承認欲求を満たそうとする感覚である。

ケアに見返りを求めるのは、人として当たり前のことであり、むしろケアを持続していくためには不可欠の要素と言えなくもない。しかしながら、実際のケアの現場では、言葉による交流もままならず、表情や態度などからの呼応性もほとんどなく、何を考え、何を感じているのかを察することすらできない、といった相手をケアすることも決して少なくはないのである。そこでは見返りなどもちろん期待できないし、ケアすることに虚しさを感じてしまうことも否めない。そんなときは、余計なことは考えず、自分の感情を抑え込み、雑念を振り払って、淡々と、それこそ無心になって、ひたすら相手のことだけを考えて、ケアに没頭すべきなのだろうか。

この学生が指摘しているように、ロボットのように与えられた仕事を機械的にこなすことをケアの極限として求められるのだとすれば、大抵の人はこれに耐えられずに、ケアする意味を見失ってしまうのではないだろうか。しかも、こうしたケアこそが無心のケアであり、ケアの達人の技なのだとすれば、果たしてそれは人間によってなし得るケアなのだろうか。

2　ケアする中で相手の生きている意味を求めるということ

人間というのは、生きていることに意味を求めようとする生き物である。ヴィクトール・E・フランクルは、このことを「意味への意志（der Wille zum Sinn）」と呼んだ。ただし、意味を求めることが、能動的で自由選択的な意志として起こってくるかどうかは、はなはだ疑問に思うところである。むしろ意味を求めざるを得ない、やむにやまれぬ衝迫のような力に突き動かされてしまうのが、この欲求の本質ではないかと思う。

しかもこの欲求は、欠乏欲求であると同時に成長欲求であるとも考えられる(2)。人生において受け入れがたい状況に置かれたときに、人は生きている意味を求める。それは受け入れがたい状況を埋め合わせる、補償作用のような形で、生きている意味が問題になるのだろう。しかもそれだけでなく、人はまた、生きている意味を求めることを通して、ようやく前に進もうと立ち上がることもできるのではないだろうか。

このことに関連して、看護学生のレポートを、さらにもう一つ取り上げてみたい。次の一文は、ケアされる側の存在状況が受け入れがたい、もしくはどのように意味づけてよいのかわからなくなった、という事例である。

私は、これまでの看護実習を通して、「この患者さんにとって何が幸せになるんだろう？　何をしたらよいのだろう？」と悩むことがあった。

日がな一日眠っていたいのに、病気が進行してしまうからという理由で医療スタッフに無理矢理起こされ、何をするでもなく検査機器の前で、会話もなく一人でただ座っていなければならなかった患者さん。

何十年も家に帰れず、毎日流動食を胃ろうで入れられ、家族のお見舞いが来ることもほとんどなく、一日の大半をただぼーっと過ごしているだけの患者さん。

このお二人の患者さんを受け持ったことがきっかけで、「生きがいとは？」「人が生きるとはどういうことなのか？」というテーマについて興味をもった。私の中では、答えはまだ見つかっていない。でも、少しだけ感じているのは、私がこの患者さんたちを受け持ったことには何か意味があるのではないか、ということだ。

この学生が受け持った患者たちは、ケアする側とわかり合うとか気持ちが通じ合うなどということはもちろん出来ないし、通常のコミュニケーションすらもままならない状況にある。さらに言えば、患者本人が、自由意志をもって行動したり主張したり意欲したりすることもできず、家族や身内の者からも疎遠となり、医療施設の提供する生命維持のために施される処置に対して、なすがままに翻弄されているだけの状況にある。

患者本人がもはや言葉として意思表示することができないので、実際にはどのように感じているのかはわからない。とはいえ、こうした状況を目の当たりにすることで、極度のストレスを抱えこみ、寂しさや悲哀や孤独感に打ちひしがれ、漠然とした不安や苦痛を感じながら生きているにもかかわらず、これを表現することすらかなわないといった患者自身の鬱屈した思いが、この学生には身につまされるほどに感じ取れたのであろう。そして、だからこそ、そうした精神状態を抱えたまま、生命維持のためだけに医療施設の中で過ごさざるを得ないこの状況は、本当に幸せに生きていると言えるのか、そうまでして人は生きなければならないのか、といった問いを喚起させたのである。

この学生は実に鋭い感性の持ち主であると思う。そしてまた、この事例はケアする人のもつ共感力の奥深さについても考えさせられるものである。生きている意味を求めるという欲求は、多くは自分自身の存在状況が受け入れがたいときに起きてくるものだ。ところが、この学生は、ケアという関わりを通して、自分ではなく、他者であるケアしている相手の存在状況へと肉迫し、追体験している。しかも、それによって、患者自身の生きている意味を求めていき、ついには患者自身の代弁者にもなっているのである。「幸せに生きるとはどういうことなのか。」「生きがいとは何なのだろうか。」これらの問いは、表向きは学生が抱いた問いであるが、本当のところは患者自身が存在全体をかけて発している問いであり、メッセージであると言えるだろう。

こうした鋭い感性や共感力というのは、ケアする人であれば誰でもが備わっているというわけでもないだろう。ひょっとすると、相手を第一に優先し、自分は二の次、というケアの基本的態度を真摯に受け止め、貫いていくことによって、育まれ、培われるものなのかもしれない。こうした感性は、一方で、患者へのきめ細かい配慮を生み出し、ケアの質を高め、患者のＱＯＬ（Quality of Life）を向上させる良いきっかけにもなると思われる。しかしながら、ここまで相手に同一化できるということは、一つ間違えば、深刻な共感疲労を引き起こすことにもなりかねない。それほどまでにこの学生は、相手のことをひたすらに考えてケアに没頭していたのであり、それこそ無心になってケアしていたからこそ、ケアすることの意味が深く問われてきて、ケアする相手の存在状況や生きている意味について思い悩むほどまでに共感力が発揮されたのである。

先に、無心になってケアすることと共感性が高まることの間には、相関性があるということを述べた。無心になるというのは、自分を空っぽにし、相手の世界にすっぽりと自分を重ね合わせて、入り込むことなのだとすれば、共感性が高まるのも当然である。そこでは〈意識のレベル〉で相手との同一化が起きているのである。しかも、こうしたところに相手との呼応関係をもつことで、心が通じ合うといった協同感覚も生じやすくなる。

ところが、ケアの場面では、相手との呼応関係をもちたくとも、そうした関係自体が成り立たない場合がしばしばある。そこでは無心になってケアしようにも、相手からの反応がないのであるから、共感性もすぐに萎えてしまう。これは言うなれば、感情や思考や認知といった〈意識のレベル〉で相手に共感しようとするために、その反動から起こってくる不全感である。けれども、無心になってケアすることは、相手と意識のレベルでつながることはできなくとも、その深まりとして、人間存在の根源へと迫っていくことがある。それはつまり、相手も自分もともに生きているという〈存在のレベル〉において、共感性が持続されるということである。したがって、相手の生きている意味を求めようとする事態というのは、〈存在のレベル〉にアクセスする極限的な共感力の発露であり、無心のケアの深まりとも言えるだろう。

このように考えていくと、この学生がレポートの終わりに述べている「私がこの患者さんたちを受け持ったことには何か意味があるのではないか」という言葉は、実に示唆的である。これは、この学生が、実習先での患者との出会いを通して、人と人とが〈存在のレベル〉において共鳴し合っていることを、直感的に受け取ることができたことを表している。すなわち、ここで把握しようとする「意味」には、フランクルの言う「コペルニクス的転回(3)」が起きているのだ。私が患者に関わることそれ自体に、私の意識を超えて、向こうからの深い意味が投げかけられているのである。

3 心は木石のごとし

さて、ここまでは、実習を経験した看護学生の書いたレポートをもとに、無心とは何なのか、無心になってケアするとはどういうことなのかについて探ってきた。ケアの実際からすると、自分が無心になることと、他者に共感することとは、深く結びついているという印象をもつ。ケアという営みは、情緒的な交流のもとに成り立っている。それゆえ、無心になるといっても、感情を押し殺し、余計なことを考えずに、ただ与えられた作業を淡々とこなすことではないはずである。むしろ無心になることで、より一層共感性が高まるのであり、相手との協同感覚も深まると考えることができる。

ところが、無心という考え方を、いわゆる禅語に返して今一度捉え直してみると、ケアの実際とはかけ離れた、あえて言えば、ケアのあり方を全否定するかのような見方が示されている。衝撃的なのは、鈴木大拙の『無心といふこと』に述べられている、無心の境地を「心は木石のごとし」と譬える禅語への解釈として寄せた、次のようなコメントである。

嵐が吹く、そうすると樹が倒れる、家が壊れる。しかしその嵐はこの樹を倒してやろうというのではない、この家を壊してやろうといって吹くのではなくて、嵐は吹くから吹いたのだ。壊れたものは壊れるので壊れたのだ。死んだものは死んだということにして、そこになんら自分の案配がはいっていない。嵐に殺人の意志はない、倒れた樹木に嵐を恨む心情はない。(『無心ということ』六九頁)

無心の境地がこのように描かれるものであるとすると、こうした態度がケアの実際場面で行われるとするならば、学生のレポートでも出てきていたような、人ではなく、心をもたないロボットを想像してしまうのもやむを得ないのではないかとも思う。そこでは、心と心とが交歓し、通じ合うようなケアは成り立たないのではないだろうか。

とはいえ、大拙はこの一文の前後に、心が木石のようだと言われれば、人情がないこと、人情をなくしてしまった人間を連想してしまうが、そういうことではない、といった主旨のことを述べている。それならばどういうことなのかと言えば、これは「自分にものをもたぬ」ということであり、「我」を立てないことであるという。また、道元禅師の言われた「身心脱落」の世界であり、なんらの主張をもたない世界であるともいう。つまるところ、「人情があるところに即してまた非人情の世界、人情で動かぬ世界がある」ということらしい。

こうした解説ではいまいちよくわからない。そこで、『無心といふこと』の文脈をたどっていくと、無心の境地の核心を担っているのは、「受動性（passivity）」であると述べられている。それは宗教体験の極致と言ってよく、型はそれぞれであるとしても、禅宗のみならず、浄土真宗にもあるし、キリスト教にも見出せるものである（一七頁）。そしてまた、ここでも「宗教の極致というものには、木や石のようになってもよいというところがある」（二〇頁）と述べる。その意味は、人は表面だけを見れば、心があり、情があり、意識があるように見えるが「そのもとを、もう少し推し進めてみると、やはり木や石などを木たらしめ石たらしめるところの、何か無意識的なものに突き当たる」（二〇頁）として、そこに「絶対の受動性」が認められるとしている。

ここで大拙は、キリスト教の聖人たちの話を、引き合いに出している。一人は、アッシジのフランシスコで、彼は説教の中で、今のキリスト教者は心がありすぎて困る、死人のように、死んだ人のように、死骸のようにならないと駄目だと語っていたとして、人間は死骸のようにならないと本当のところはわからないと述べる（二一頁）。また、もう一人は、イエズス会の開祖であるイグナチオ・ロヨラの話で、もし今、神が出てきて、櫂もなく帆もない小舟に乗って大海に出よと命ぜられるのであれば、なんらの躊躇もなく即座に出ていく。後は神のなすがままに流されて動く。そういう心持ちになるのが宗教生活であると述べている（二一頁）。

さらに、大拙のいたずら心が知れるというか、なかなかユニークなのは、こうした「絶対の受動性」

を発揮している生き物として、猫を取り上げている点である（二二一頁）。猫は、紙袋でも被せると、後ずさりするが、別にニャンともキャンとも鳴かない。フーといっておこりもしない。紙袋をとってやっても、もちろんお礼なんかすることもない。どうしてもこうしても、すらりすらりと自由に動きのける。知らん顔をして、さっさと飛んでいく。猫にはそういう自由がある。ここに無心の一つの例が見られるのだという。

要するに、無心であるとは、自然のまま、あるがまま、そのまま、なすがまま、といった生き方のことだ、とひとまずは言えそうである。心が、木や石のように、死人のように、なんら主張することもなく、怒りもせず、笑いもせず、ただ流れの中にまかせていくのみ。あるいは、猫のように、自由に飄々と、しなやかに生きているのみ。徹頭徹尾どこまでも受動的なのである。

大拙はまた、あるがまま流れにまかせる受動性の極致としての無心の境地を、「自然法爾の世界」であるとも述べている（一一五頁）。「自然法爾」とは、浄土真宗の用語であるが、言い換えればそれは、色も形もない世界であり、なんともつかみどころのない「無のはたらき」の世界である。それは本来清浄であるが、だからと言って、普段の私たちが生きている形をもった感覚的な世界、感情をもち意思をもってあれこれと思考しながら迷っている世界と無関係にあるわけではない。むしろ、私たちの住んでいる形のある世界に、形のない「無のはたらき」が映ってくるのだという（一一〇頁）。

今までは、自分の計らいで、ああでもあるのか、こうでもあるのかと思い煩っていたのであるが、それがみんなことごとく一瞬にして手放す、もしくは、解き放されるときがある。そのとき人は、この身、この心が、自然そのままとなって、絶対安心の世界に入っていく。これは、一つの宗教体験と言ってよく、自分の思惑や計らいが捨て去られたときに（これは「身心脱落」の世界に通じている）、そこに本来清浄である「無のはたらき」が自然に動き出す。その清浄性のはたらきに従って生きるときには、どんなに過酷で辛い状況にあっても、流れにまかせて飛び込むことができる。そのままに受け入れることができるようになるのである。

このように見ていくと、大拙のいう無心とは、心がモノ化して、無感情、無感覚になることではなく、こちらが能動的、恣意的、操作的に、計らいをもって世界を捉えようとする態度を手放したときに、初めて立ち現れてくる、絶対の受動性としての自然そのままを体現した心のあり様を指していると言うことができそうである。

4　ウパスターナ――傍らにいるということ――

絶対の受動性としての無心の境地は、個人の内的な精神において開かれている。ならば他者との関わり、とりわけケアという場面においては、どのように開かれるのだろうか。このことに関連して、かつて不登校であったという学生がレポートに書いてきた、次のような体験を取り上げてみたい。この体験は、「無心のケア」の成立を考える上で、新たな視座を与えている。

中学のとき、私は不登校になった。両親が離婚し、私は母の実家に行くことになり、転校することになった。転校した先では、友達もできず、落ち込んでいてふてくされていた。そのうち私は自分がいじめられていることに気がついた。陰口を言われていることがわかったからだ。それからは人の目線とかがすごく怖くなって、学校に行くのが嫌になった。母に相談したけれど、母は離婚してからうつ病になっていたので、それどころではなかった。担任が家庭訪問に来たりしたが、私は人間不信だったので、絶対に会わなかった。自分は最低のクズだなと思って、死ぬことばかり考えるようになっていた。

私が変われたのは、通信制の高校に行ったときに出会った年上の友人のおかげだった。話をたくさん聞いてもらったということもあるが、あるとき、一緒に海を見に行ったことがあった。そのときの景色がとてもきれいでさわやかだったのを覚えている。何かの話の途中で、「やっぱり死ななくて正解だったね」と友人に言われた。そのときは言葉にならなかったけど、「今、自分が生きていることって奇蹟なんだな」と気づかされた。今までになかった感覚だった。そこから、私の中で根本的な価値観が変わったように思う。

ここで注目したいのは、この学生が友人の言葉を契機として「今、自分が生きていることは奇蹟なんだな」と気づいて、心の変容体験が起ったということである。この心の変容体験が起きたとき、学生は無心であったと言えるだろう。なぜなら、このとき彼の心の世界では「絶対の受動性」が実現しているからである。

両親の離婚、転校した先でのいじめ、人間不信、不登校、母親のうつ病……といったように、前半の文面からは、彼を取り巻く過酷な状況とそれに伴う内面の葛藤や苦悩が、痛々しいまでに伝わってくる。「死ぬことばかり考えるようになっていた」という絶望感に苛まれる中でかろうじて生きていた彼の心は、自己と世界を悲観し拒絶することに強く凝り固まっていた。ところがあるとき、一面に広がる美しくさわやかな海の光景を前にして、傍らにいた友人の一言がきっかけとなって、ポンっと弾けるように心のしこりがくだけ散り、そこから解放されて自由になったのである。それは、この「私」が、何か大いなる力に支えられ、包まれているという実感であり、そうした大いなる流れの中に「私」が溶け込んでいき、まったりとして脱力していく体験であると言えるだろう。ここにおいて「今、生きていることが奇蹟」と感じられたことは、ありのまま、自然のままに、それでいい、という自己と世界への絶対的な安心であり、まさしく絶対の受動性が実現している証にほかならない。

ところで、この話は、一見しただけでは、ケアの話とつながらないかもしれない。この学生と友人との関係に、無理矢理ケアの関係を重ねることもできないわけではない。とはいえ、友人はケアしようと思って関わってはいないし、学生もまたケアされているとは思っていないだろう。ケアの関係とは、ケアされる側がケアしてほしいというニードを意識しており、そうしたニードをケアする側が汲み取って、ケアしようとする意志をもって関わることで成立するものである。そうでなければ、ただのお節介であり、一方的なケアの押し付けになってしまう。ところが、結果的に見ると、この二人の間には、何らの意図もなく、作為的で恣意的なことが一切ないままに、自然なケアの関係性が成立している。つまりは、無心のままにケアの関わりが生じているのである。

もちろんこれは通常のケアの関係ではない。そもそもここでは一体誰がケアしているというのだろうか。友人なのかと問われれば、そうとも言えるが、どうも違うような気もする。あるいは、この学生が自分自身で自分をケアしているのかと言えば、それも違うだろう。誰もケアしてはいないが、にもかかわらず、そこにケアが成立している。煙に巻いたように奇妙な話であるが、だからこそ、このとき「無心のケア」が実現しているとも言えるのではないか。

サンスクリット語に、「ウパスターナ（upasthāna）」という言葉がある。意味は、傍らに立つ、そばにいる、ということ。仏教語に由来する日常語の一つに「看病」という言葉があるが、この「看」に当たるのが、ウパスターナである。

初期仏教の修行僧は、ときに看病人と呼ばれることがあった。最古のパーリ語の仏典の中に、「ブッダに仕えようと思う者は、病人を看病せよ」(4)という箴言がある。文脈からすると、重度の病気のために動けなくなり自身の糞尿に浸かっている比丘がいるにもかかわらず、無関心を装い何もしようとしない他の比丘たちに向けて、ブッダが諫めるという場面において、この言葉が出てくる。この部分だけを切り取ると、看病とは、病人に対して、積極的にいろいろと世話したり、介抱したりすることを指しているように見える。しかしながら、ブッダの真意は、もっと別のところにある。

一つは、病人に寄り添うこと。ウパスターナとは、直接にはそういう意味であり、伴走者のように支えるということ、ドイツ語でいうbegleitenに近い。そして、寄り添い支えることによって、病人に学び、病苦に学ぶべし、というメッセージが込められている。

そしてもう一つ、ウパスターナには、存在の向こう側から立ち現れてくる大いなるはたらきが暗示されている。重病で喘いでいる比丘を他の比丘たちが嫌悪しあえて放置したのは、この比丘が元気なときに他の比丘たちを助けたり世話したりすることを怠ったからであり、要は自業自得なのだという。しかし、ブッダは、だからこそ、この一人よがりであった重病の比丘に寄り添うべきことを説く。それは、この比丘が、絶望の淵にあって、なおも共にあろうとする大いなるはたらきに支えられて在ることを、他の比丘たちに気づかせようとしているのである。

死の床にある人、絶望の底にある人を救うことができるのは、医療ではなくて言葉である。宗教でもなくて、言葉である。(『あたりまえのことばかり』九頁)

哲学者の池田晶子は、このように言った。ここでの「言葉」が、何かを伝達する手段としての言葉でないことは明らかであろう。それは言葉になる以前の「コトバ」を指している。池田は、この一文に続けて、こう述べている。「正確にはそれは「共に居る」といったふうなことなのだろう。共に居て、共に感じ、語り合う。（中略）発せられた言葉の裏に、どれほどの沈黙の深さがあるか、それを感じとるためには、その場に共に居なければわからない」（一〇頁）。コトバとは共に居ることであり、沈黙の深さであり、つまりはウパスターナである。

ウパスターナ(5)とは、共に居ることによって、その時が到来するのを待つことでもある。その人の傍らにいて、寄り添うことによって、じっくりと待つ。やがて、その時が訪れると、沈黙の深みをもって、苦悩する者に呼びかけ、ゆっくりと気づきを促し、癒していく。それは、大いなる慈愛に包まれる瞬間であり、つまりは、「無のはたらき」である。

本来の意味で「無心のケア」が開かれるのは、まさに存在の向こう側から「無のはたらき」が立ち現れてきたときなのである。しかも、このときケアしているのは、ほかならぬ「無のはたらき」なのだ。それは、純粋に、自然に、あるがままに、清々しいまでに、無心である。だからこそ、そこに居合わせた者たちもまた、思いがけず無心となり、心の変容体験が起こるのである。

注

（1）「専心没頭（engrossment）」は、ケアリング論の提唱者の一人であるN・ノディングスの用語である。この概念は、M．メイヤロフが、献身や忠誠、自己犠牲の意味で「専念（devotion）」と呼んだケアする人の態度に接近していると考えられる。ただ、ノディングス自身は、この二つの概念をあえて区別している。

（2）A．マズローの欲求階層説では、生理欲求や安全欲求、愛情と所属の欲求、承認欲求などは欠乏欲求として位置づけられ、自己実現の欲求は成長欲求に位置づけられている。マズローは、生きる意味を問うなどの人間のもつ実存的な要求について言及することはなかったが、フランクルのいう「意味への意志」は、自己実現の欲求をも含んだ、人間にとって最も重要な課題であると言える。

（3）いわゆる「人生の意味のコペルニクス的転回」という事態である。これは邦訳で有名になった『夜と霧』の中で述べられている。それは次のような文章である。「わたしたちが生きることからなにを期待するかではなく、むしろひたすら、生きることがわたしたちからなにを期待しているのかが問題なのだ、ということを学び、絶望している人間に伝えねばならない。哲学用語を使えば、コペルニクス的転回が必要なのであり、もういいかげん、生きることの意味を問うことをやめ、わたしたち自身が問いの前に立っていることを思い知るべきなのだ」。

（4）原文は、パーリ仏典Vinaya I. VIII. 26. Mahavagga（律蔵大品）にある。これは漢訳仏典では『四分律』四一（『大正蔵』二二巻・八六一頁）に相当する。また、中村元『原始仏教の社会思想（選集第一八巻）』の中で紹介されている。

（5）ウパスターナについては、拙著『お坊さんでスクールカウンセラー』第三章において詳しく触れている。なお、この言葉は、藤腹明子『仏教と看護』の中で仏教的ケアの中核的な態度として提唱されている。

参考文献

池田晶子『あたりまえのことばかり』トランスビュー、二〇〇三年。
坂井祐円『お坊さんでスクールカウンセラー』法藏館、二〇一八年。

鈴木大拙『無心ということ』角川ソフィア文庫、二〇〇七年（原著である「無心といふこと」は、『鈴木大拙全集』第七巻（岩波書店、一九六八年）に所収）。

中村元『原始仏教の社会思想（選集一八巻）』春秋社、一九九三年。

Nel Noddings, *"Caring: a feminine approach to ethics and moral education"*, University of California Press, 1984.（立山善康・林泰成・清水重樹・宮崎宏志・新茂之訳『ケアリング　倫理と道徳の教育――女性の視点から』晃洋書房、一九九七年）。

藤腹明子『仏教と看護――ウパスターナ　傍らに立つ』三輪書店、二〇〇〇年。

ヴィクトール・E・フランクル（山田邦男訳）『意味への意志』春秋社、二〇〇二年（四つの論考を収録。この中に、論文"Der Wille zum Sinn"を含んでいる）。

ヴィクトール・E・フランクル（池田香代子訳）『夜と霧　新版』みすず書房、二〇〇二年（旧版は、霜山徳爾訳『夜と霧――ドイツ強制収容所の体験記録』みすず書房、一九八五年）。

あとがき

「無心のケア」は仮の名である。苦し紛れに、そう呼んでいるだけのことである。坂井祐円さんを中心に集まった研究会の正式名称は、「「無」の思想に基づくケア理論の構築とその臨床教育学的位置づけ」。あまりに長いから、いつしか「無心のケア」と呼ぶようになっていた。正式な命名ではない。ところが、このネーミング、困ったことに語呂がいい。確立された一つのスタイルのように聞こえてしまうのである。とんでもない。まったく違う。「無心のケア」は確立された技法でもなければ、整理された理論でもない。それどころか、共通の理想像が共有されているわけでもない。強いて言えば、この本は「無心」という言葉に違和感を持ち続けてきた者たちの失敗と後悔の記録である。

そうであればこそ、この言葉が独り歩きすることを、危惧する。代案が欲しいのではない。むしろ、一つの名に固めてしまうことに対する危惧である。本当は名がない。何と言い換えても違う。ならば、いっそハイデガーに倣って~~無心~~と書くべきであったのかもしれない。しかしそうすると「ケア」も同様、~~ケア~~と書きたくなる。とすれば、この本は、本当は『~~無心~~の~~ケア~~』とすべきだったのか。そんな気持ちなのである。

とはいえ、実践の場面において、この「無心」という言葉が、何らか北極星のような働きをすることはありうる。暗い夜空を旅する者にとっての貴重な目印。北極点を目指すのではなくても、北極星を頼りに、方角を確認する。とりわけ「ケア」という深い闇の中では、「無心」が北極星の役割を果たす。そんなことも少しは期待していた。

余談だが、北極点においては、磁石の針は、もはや「北」を指さない。正確には「地理的な北極点」と「磁北極」は異なり、地図上の北極においては磁石の針は「磁北極」を指すが、「磁北極」に立つ時には、磁石の針は、本来ならば「真下（鉛直下向き）」に向かうはずである。しかし磁石の針は真下を向くことができないから、針は不安定になり、「ぐるぐる回り始める」という。おそらく無心も同じである。その極点に至ると、人は「ぐるぐる回り始める（一つの言葉に納まらない）」。あるいは、「真下に向かう（言葉を拒否してしまう）」。

無心は言葉の限界である。言葉を越えたところから私たちを挑発する。「言葉を越えた」、と言葉で語っている限り、言葉の内側のことしか語っていないのだろうが、せめて、言葉を越えた地平を予感し、耳を澄ませていたいと願っているのである。

二〇二〇年

西平　直

セビリア・アントン（SEVILLA Anton Luis）［第５章］
1983年生まれ.
総合研究大学院大学国際日本研究専攻博士課程修了，学術博士.
現在，九州大学人間環境学部教育システム専攻准教授.
主要業績
Sueki Fumihiko, *Religion and Ethics at Odds: A Buddhist Counter-Position,* Chisokudo Publications, 2016.
"Education and Empty Relationality: Thoughts on Education and the Kyoto School of Philosophy", *Journal of Philosophy of Education,* 50(４), 2016.
Watsuji Tetsurô's Global Ethics of Emptiness: A Contemporary Look at a Modern Japanese Philosopher, Palgrave Macmillan, 2017.

後藤悠帆（ごとう　ゆうほ）［コラム②］
1992年生まれ.
京都大学大学院教育学研究科修士課程修了.
現在，京都大学大学院教育学研究科臨床教育学講座博士課程在学，日本学術振興会特別研究員（DC）.
主要業績
「フロイトのナルシシズム論における自己愛と自己肯定感――リクールのフロイト解釈を手がかりとして」『教育哲学研究』114号，2016年.
「非人称のエス――フロイト精神分析における理論と実践のずれをめぐって」『京都大学大学院教育学研究科紀要』64号，2018年.
「中村古峡の大本教批判を支えた思想的背景――変態心理学と宗教思想に着目して」『統合人間学研究』２号，2019年.

稲垣応顕（いながき　まさあき）［第３章］
1964年生まれ.
新潟大学大学院現代社会文化研究科後期博士課程中退.
現在，上越教育大学大学院現代教育課題研究コース教授（コース長）.
主要業績
『生徒指導論――真心と優しさと――』（共編著），文化書房博文社．2011年.
『学際型 現代学校教育概論』（共著），金子書房．2011年.
『スクールカウンセラーのビリーフとアクティビティー』（共編著），金子書房．2018年.

戸田弘子（とだ　まさこ）［コラム③］
1958生まれ.
大阪大学大学院文学研究科博士後期課程単位取得満期退学.
現在，兵庫県教育委員会嘱託（臨床心理士）.
主要業績
『心理療法とスピリチュアルな癒し』（共著：上月游晏名義）春秋社，2007年.
『人間性心理学ハンドブック』（共著）創元社，2012年.
『スクールカウンセラーのビリーフとアクティビティ』（共著）金子書房, 2018年.

中川吉晴（なかがわ　よしはる）［第４章］
1959年生まれ.
トロント大学オンタリオ教育研究所大学院博士課程修了，Ph.D.
現在，同志社大学社会学部教授.
主要業績
Education for Awakening: An Eastern Approach to Holistic Education, Foundation for Educational Renewal, 2000.
『ホリスティック臨床教育学』せせらぎ出版，2005年.
『気づきのホリスティック・アプローチ』駿河台出版社，2007年.

小野文生（おの　ふみお）［コラム④］
1974年生まれ.
京都大学大学院人間・環境学研究科博士後期課程研究指導認定退学.
現在，同志社大学グローバル地域文化学部准教授.
主要業績
『言語と教育をめぐる思想史』（共著），勁草書房，2013年.
『災害と厄災の記憶を伝える――教育学は何ができるのか』（共著），勁草書房，2017年.
Martin Buber. His Intellectual and Scholarly Legacy（共著）, Brill Academic Publisher, 2018.

執筆者紹介（執筆順，＊は編著者）

＊坂井祐円（さかい　ゆうえん）［序章，第６章］
奥付参照

＊西平　直（にしひら　ただし）［第１章，おわりに］
奥付参照

嵩倉美帆（たかくら　みほ）［コラム①］

1987年生まれ．

京都大学大学院教育学研究科臨床教育学専攻修士課程修了．

現在，東京大学大学院教育学研究科附属海洋教育センター特任研究員．

主要業績
「神谷美恵子の思想における〈脱中心的自己生成〉――その受苦的存在への洞察をめぐって――」『教育哲学研究』110号，2016年．

「苦悩を引き受けるということ――神谷美恵子の思想に着目して――」『京都大学大学院教育学研究科紀要』64号，2018年．

『保育原理』（共著），七猫社，2018年．

小西達也（こにし　たつや）［第２章］
1967年生まれ．
ハーバード大学神学大学院修士課程修了．
現在，武蔵野大学教養教育部会教授．
主要業績
『チームがん医療　実践テキスト』（共著），先端医学社，2011年．
The MASCC Textbook of Cancer Supportive Care and Survivorship（共著），Springer（NY），2011.
『グリーフケア入門』（共著），勁草書房，2012年．

ベネディクト・ティモシー（Benedict, Timothy）［コラム②］
1984年生まれ．
プリンストン大学大学院宗教学部博士後期課程修了，博士（宗教学）．
現在，関西学院大学社会学部助教．
主要業績
“Practicing Spiritual Care in the Japanese Hospice,” *Japanese Journal of Religious Studies,* Vol. 45, No. 1 , 2018.
「迷惑をかけたくないホスピス患者とスピリチュアルケア」『スピリチュアルケア研究』３巻，2019年．

編著者紹介

坂井祐円（さかい　ゆうえん）

1972年生まれ.
京都大学大学院教育学研究科博士後期課程修了，博士（教育学）.
臨床心理士，公認心理師，真宗大谷派僧侶，仁愛大学人間学部心理学科准教授.

主要業績

『仏教からケアを考える』法藏館，2016年.
『ケアの根源を求めて』（共著），晃洋書房，2017年.
『お坊さんでスクールカウンセラー』法藏館，2018年.
『スクールカウンセラーのビリーフとアクティビティ』（共編著），金子書房，2018年他.

西平　直（にしひら　ただし）

1957年生まれ.
東京大学大学院教育学研究科博士課程修了.
現在，京都大学大学院教育学研究科教授.

主要業績

『世阿弥の稽古哲学』東京大学出版会，2009年.
『無心のダイナミズム』岩波書店（岩波現代全書），2014年.
『ライフサイクルの哲学』東京大学出版会，2019年.
『稽古の思想』春秋社，2019年.

無心のケア

2020年7月20日　初版第1刷発行　　＊定価はカバーに表示してあります

編著者　坂井祐円 ©
　　　　西平　直
発行者　萩原淳平
印刷者　河野俊一郎

発行所　株式会社　晃洋書房
〒615-0026　京都市右京区西院北矢掛町7番地
電話　075(312)0788番(代)
振替口座　01040-6-32280

装丁　野田和浩　　印刷・製本　西濃印刷㈱
ISBN 978-4-7710-3291-0